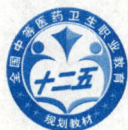

全国中等医药卫生职业教育"十二五"规划教材

材料学基础

（供口腔修复工艺技术专业用）

总 主 编　牛东平（北京联袂义齿技术有限公司）

副总主编　原双斌（山西齿科医院）

主　　编　贺志芳（山西齿科医院）
　　　　　张秋娟（山西省运城口腔卫生学校）

副 主 编　杜丽珍（山西省运城护理职业学院）
　　　　　郭建康（河南护理职业学院）

编　　委　（以姓氏笔画为序）
　　　　　苏光伟（河南安阳职业技术学院）
　　　　　杨致芬（山西齿科医院）
　　　　　张翠翠（北京卫生职业学院）
　　　　　赵　创（北京联袂义齿技术有限公司）

主　　审　赵信义（第四军医大学口腔医学院）
　　　　　郑　刚（北京大学口腔医学院）

中国中医药出版社
·北 京·

图书在版编目（CIP）数据

材料学基础/贺志芳，张秋娟主编 . —北京：中国中医药出版社，2014.4（2022.8重印）
全国中等医药卫生职业教育"十二五"规划教材
ISBN 978 - 7 - 5132 - 1801 - 6

Ⅰ . ①材… Ⅱ . ①贺… ②张… Ⅲ . ①口腔科材料 – 中等专业学校 – 教材
Ⅳ . ①R783.1

中国版本图书馆 CIP 数据核字（2014）第 028661 号

中 国 中 医 药 出 版 社 出 版
北京经济技术开发区科创十三街31号院二区8号楼
邮政编码 100176
传真 010-64405721
保定市西城胶印有限公司印刷
各地新华书店经销
*
开本 787×1092 1/16 印张 11.75 字数 257 千字
2014 年 4 月第 1 版 2022 年 8 月第 4 次印刷
书 号 ISBN 978 - 7 - 5132 - 1801 - 6
*
定价 35.00 元
网址 www.cptcm.com

全国中等医药卫生职业教育"十二五"规划教材
专家指导委员会

前　言

　　"全国中等医药卫生职业教育'十二五'规划教材"由中国职业技术教育学会教材工作委员会中等医药卫生职业教育教材建设研究会组织，全国120余所高等和中等医药卫生院校及相关医院、医药企业联合编写，中国中医药出版社出版。主要供全国中等医药卫生职业学校护理、助产、药剂、医学检验技术、口腔修复工艺专业使用。

　　《国家中长期教育改革和发展规划纲要（2010－2020年)》中明确提出，要大力发展职业教育，并将职业教育纳入经济社会发展和产业发展规划，使之成为推动经济发展、促进就业、改善民生、解决"三农"问题的重要途径。中等职业教育旨在满足社会对高素质劳动者和技能型人才的需求，其教材是教学的依据，在人才培养上具有举足轻重的作用。为了更好地适应我国医药卫生体制改革，适应中等医药卫生职业教育的教学发展和需求，体现国家对中等职业教育的最新教学要求，突出中等医药卫生职业教育的特色，中国职业技术教育学会教材工作委员会中等医药卫生职业教育教材建设研究会精心组织并完成了系列教材的建设工作。

　　本系列教材采用了"政府指导、学会主办、院校联办、出版社协办"的建设机制。2011年，在教育部宏观指导下，成立了中国职业技术教育学会教材工作委员会中等医药卫生职业教育教材建设研究会，将办公室设在中国中医药出版社，于同年即开展了系列规划教材的规划、组织工作。通过广泛调研、全国范围内主编遴选，历时近2年的时间，经过主编会议、全体编委会议、定稿会议，在700多位编者的共同努力下，完成了5个专业61本规划教材的编写工作。

　　本系列教材具有以下特点：

　　1.以学生为中心，强调以就业为导向、以能力为本位、以岗位需求为标准的原则，按照技能型、服务型高素质劳动者的培养目标进行编写，体现"工学结合"的人才培养模式。

　　2.教材内容充分体现中等医药卫生职业教育的特色，以教育部新的教学指导意见为纲领，注重针对性、适用性以及实用性，贴近学生、贴近岗位、贴近社会，符合中职教学实际。

　　3.强化质量意识、精品意识，从教材内容结构、知识点、规范化、标准化、编写技巧、语言文字等方面加以改革，具备"精品教材"特质。

　　4.教材内容与教学大纲一致，教材内容涵盖资格考试全部内容及所有考试要求的知识点，注重满足学生获得"双证书"及相关工作岗位需求，以利于学生就业，突出中等医药卫生职业教育的要求。

　　5.创新教材呈现形式，图文并茂，版式设计新颖、活泼，符合中职学生认知规律及特点，以利于增强学习兴趣。

　　6.配有相应的教学大纲，指导教与学，相关内容可在中国中医药出版社网站

（www. cptcm. com）上进行下载。本系列教材在编写过程中得到了教育部、中国职业技术教育学会教材工作委员会有关领导以及各院校的大力支持和高度关注，我们衷心希望本系列规划教材能在相关课程的教学中发挥积极的作用，通过教学实践的检验不断改进和完善。敬请各教学单位、教学人员以及广大学生多提宝贵意见，以便再版时予以修正，使教材质量不断提升。

中等医药卫生职业教育教材建设研究会
中国中医药出版社
2013 年 7 月

导　言

长期以来，国内口腔材料学教材一直是医技不分，因此学习的重点不突出，口腔修复工艺技术专业没有适合于教学特点的材料学教材。

口腔修复工艺技术专业人员最主要的工作就是加工制作义齿，这涉及大量有关材料选择、加工及后处理方面的知识，一般的口腔材料学教材这方面的内容较少，并缺乏针对性，因此国内急需一本适合于口腔修复工艺技术专业的材料学教材。基于这样的现状，我们编写了这本《材料学基础》。本教材没有讲授传统教材基于临床医生使用的一些材料，而是重点选取了与义齿制作相关的材料进行介绍，讲解顺序按照义齿制作的流程，与实际应用紧密联系。

众所周知，口腔修复工艺应用的材料种类繁多，如果没有科学、巧妙的方法加以梳理则老师难讲，学生难学。

牛东平老师根据材料与义齿制作的关系将材料分成两大类——义齿材料和义齿制作流程中涉及的流程材料，第一次把"流程"的概念引入口腔材料学。义齿材料，即最终成为义齿的组成部分而被放入口腔的材料，包括金属、塑料、陶瓷等材料。把义齿材料转变为义齿的加工过程，称为义齿制作流程。传统的义齿制作流程是以失蜡法为核心内容的工艺流程。这本教材所讲的流程材料，指的是传统工艺流程中所用的各种材料。它们只参与义齿制作过程，不构成义齿的组成部分，例如印模材料、石膏、蜡、包埋材料等。

这种分类法有诸多优点。首先，容易记忆。义齿材料主要有金属、塑料、陶瓷三大类；流程材料虽然略多，但只要记住义齿制作的流程，把原本孤立的材料按照流程顺序加以排列，记忆起来就十分容易了。其次，便于理解。材料在流程中的位置决定其作用，只要了解某种材料在流程中所处的位置，就可以理解其作用；而材料的作用又要求必须具备一定的性能，这样就把材料的性能与用途紧密地结合在一起，对全面理解和掌握知识有很大帮助。

除了分类法，本教材还提出了材料转换腔的概念。传统失蜡技术的关键环节是对被包埋后的蜡型进行失蜡处理，形成形腔。这个型腔主要有两个作用：一是赋予铸件形状，二是实现材料转换，即用义齿材料取代蜡型。过去这一型腔被称作铸型腔、铸模腔、熔模腔等等，不能体现第二个作用，牛东平将之命名为材料转换腔，把抽象概念具体化，较之以前的提法更易于理解。

本教材引进了很多新的理念和先进技术，这些内容可使学生接触到口腔工艺技术最前沿的知识，激发他们的学习兴趣和创造性思维。一本好的教材，内容应该既紧密结合生产实践，又具有一定前瞻性，内容上深入浅出，把抽象内容具体化，复杂内容简单化，让老师喜欢教，学生喜欢学，在这方面本教材做出了有益的尝试。

中华口腔医学会工艺专业委员会主任委员
第四军医大学医学院材料室主任，教授　　赵信义
北京医科大学口腔医院材料室原主任，研究员　郑刚
2013 年 9 月 25 日

编写说明

实践证明，一套适合培养目标的教材、一支训练有素的教师队伍和设施完善的实训基地是培养合格口腔修复工艺技术专业人才的三个必备条件。特别是教材，它既是体现教学目标的知识载体，又是完成教学任务的基本工具。目前，国内口腔修复工艺技术专业所用的教材医技不分，实用性较差，不能适应专业人才的培养要求。为提高我国口腔修复工艺技术专业的教学水平，我们以科学发展观为指导，借鉴国内外相关资料，结合我国口腔工艺技术发展现状，尝试编写了这本《材料学基础》。

这本教材主要有三个特点：

一、学用结合，即用什么学什么，教材内容服从专业需要

口腔修复工艺技术人员最主要的工作就是加工制作义齿，因而所学的知识应紧密围绕义齿制作来进行。我们删除了传统教材中临床医生用的部分材料，只选取了与义齿制作相关的材料，按照义齿制作的流程逐一介绍，并且打破传统分类法，提出牛东平分类法，即把义齿制作相关材料分为两类——义齿材料和流程材料。这样做的好处在于主次分明，材料与工艺流程紧密结合，学生好学又好记。

二、从实践中来，到实践中去

一本好的教材，应该符合生产实践的需要，内容来自于实践，同时又能指导实践。

我们要求教材编写人员深入生产第一线，了解生产中实际存在的问题，寻找生产中的难点和重点，据此来确定教材的重点内容。另外，我们吸纳长期从事生产实践的高级技师参与编写，以使教材更贴近生产实际。

三、与时俱进

随着科学技术的不断发展，一些新的材料、设备不断涌现。作为教材要适应这些新的发展和变化，如全瓷修复与 CAD/CAM（计算机辅助设计/计算机辅助制作）技术现已广泛应用于临床，具有良好的发展前景，为此，我们及时补充了全瓷加工工艺与设备、CAD/CAM 技术及相关材料的内容，以更好地适应时代的发展与企业的需要。

本教材建议总学时为 64 学时，其中理论 44 学时，实践 20 学时，详细安排见教学大纲。

具体编写分工：绪论、第二章、第三章由贺志芳编写，第一章由张秋娟、贺志芳编写，第四章、第五章由张秋娟编写，第六章由郭建康编写，第七章由杜丽珍编写，第八章由杨致芬编写，第九章由赵创、苏光伟编写，第十章由张翠翠编写，实验教程由郭建

康、贺志芳编写。所有参编人员为本教材付出了辛苦的劳动，在此表示感谢。教材编写过程中王收年同志绘制了部分插图，山西齿科医院的段小丽同志协助打印排版，同时还得到了各编者单位的大力支持，在此一并表示感谢。

由于我们水平所限，教材中难免有不妥之处，恳请广大读者指正，以便再版时修订提高。

《材料学基础》编委会

2013 年 10 月

目 录

基础篇

绪　论

口腔修复工艺技术人员所从事的工作主要是利用各种材料，采用不同的加工方法制作口腔修复体，以修复口腔或颌面部的各种缺损，部分或全部恢复其形态与功能。寻找合适的材料，并选择合适的技术和制作方法是口腔修复工艺技术人员一直以来的努力方向。材料学基础就是一门介绍口腔修复工艺技术常用材料的种类、组成、性能、用途及使用方法的课程。

有人把口腔工艺专业比喻成一架马车，一个车轮是材料学，另一个车轮是牙体形态学和优骀理论与技术，车架是工艺技术（图0-1）。由此可见，材料学是该专业十分重要的一门基础课。由于材料的品种繁多，理论性强，学起来枯燥，故老师认为难教，学生觉得难学，成为教学中的一个薄弱环节。我国要培养自己的高质量技师队伍，必须改变现状，提高本学科的教学质量。

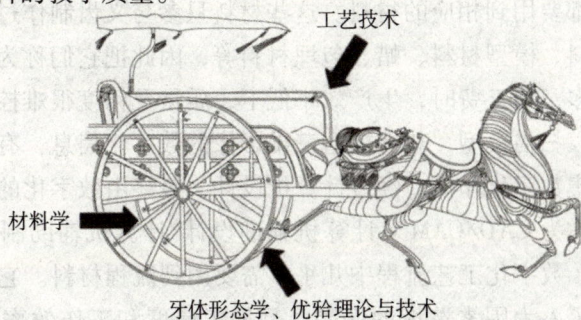

图0-1　口腔修复工艺专业结构

一、口腔材料学发展简史

历史表明，口腔医学与口腔材料的发展是同步的，不论何年代出现的材料对当时的修复技术都有重要的影响。口腔材料学虽是一门新兴学科，但作为修复技术的一部分，它的历史与牙科学一样久远。

金是最早使用的材料之一，它用于修复牙齿至少有 2500 年的历史了。金冠桥出现于公元前 700 年—公元前 500 年，这之后牙科专业发展缓慢。直到 17 世纪初，物理、化学的发展促进了口腔医学的发展，出现了很多新材料和新技术。1728 年，Pierre Fauchard 的专著中提到了用象牙制作义齿的方法。1756 年 Pfaff 描述了用蜡在口内取印模的方法，并用煅石膏灌注模型。1789 年引入的瓷牙技术被认为是牙科历史上最重要的事件。19 世纪中叶开始采用硫化橡胶制作义齿基托，直到 1937 年才被甲基丙烯酸酯基托取代。1950 年美国人研制出金－瓷系，80 年代以后推出了氧化锆陶瓷，随后微机时代到来，协同纳米材料的研究和应用，使口腔修复迈进了一个新的时期。

有人认为，"大规模数据""智能化生产""无线网络革命"是本世纪的三大技术变革，而新兴的材料科学必将给物质生产带来革命性变革。新的设备和产品不断出现，基于计算机的快速成形技术飞速发展。新型材料与三维打印（又被称作是"数字化制造"）结合起来，对整个社会产生了巨大的影响。所谓三维打印实际上是利用计算机、激光和最基础的粉状金属或塑料，"打印"病人的牙齿或各种口腔修复体。也许未来有一天，我们生活中所有的产品都可以在"桌面"打印，不管是汽车还是家用电器。这是一个计算机设计与制造的时代，未来的口腔工艺技术要求的将是高素质人才。

二、口腔修复工艺用材料的分类

（一）牛东平分类法

牛东平把口腔修复工艺用材料分为两类：义齿材料和流程材料。义齿材料，即最终要成为义齿的组成部分，是放入口腔中的材料，如金属、塑料、陶瓷等。义齿材料转变为义齿的过程，称为流程，它包括传统工艺流程和数字化工艺流程。这两种加工方法有着本质上的不同。传统工艺流程从取印模、灌模型，到最后义齿制作完成，先后经过多个环节，每个环节都要用到相应的材料。这些材料只参与义齿制作过程，不作为义齿组成部分，如印模材料、模型材料、蜡、包埋材料等，因此把它们称为流程材料。传统工艺流程由于工序较多，费工费时，生产效率低下，质量及精度很难控制。数字化工艺流程采用先进的设备，扫描模型，获得模型三维影像的数字化信息，有些设备甚至可以在患者口腔内直接采集数字化印模，经过计算机设计，最终由数字化的设备加工出所需的修复体，这一过程称为 CAD/CAM（计算机辅助设计/计算机辅助制作）工艺流程。与传统工艺流程相比，数字化工艺流程中几乎不需要用到流程材料。它是把义齿材料直接加工成义齿，避免了人为因素造成的误差，且加工精度和工作效率都得到了大幅度提升。该技术在现代义齿加工企业正得到越来越广泛的应用。两种加工流程的区别见图

0 - 2。

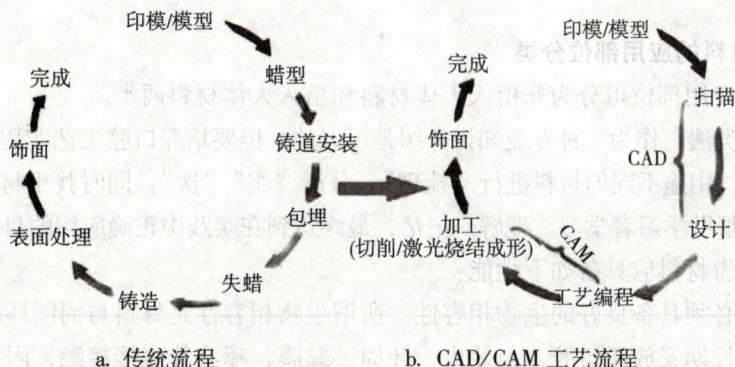

a. 传统流程　　　　b. CAD/CAM 工艺流程

图 0 - 2　传统工艺流程与 CAD/CAM 工艺流程的区别

知识链接

从传统工艺到智能化生产

三种义齿加工流程的对比（传统的失蜡法，CAD/CAM 切削成形，CAD/CAM 激光烧结成形）如下图。

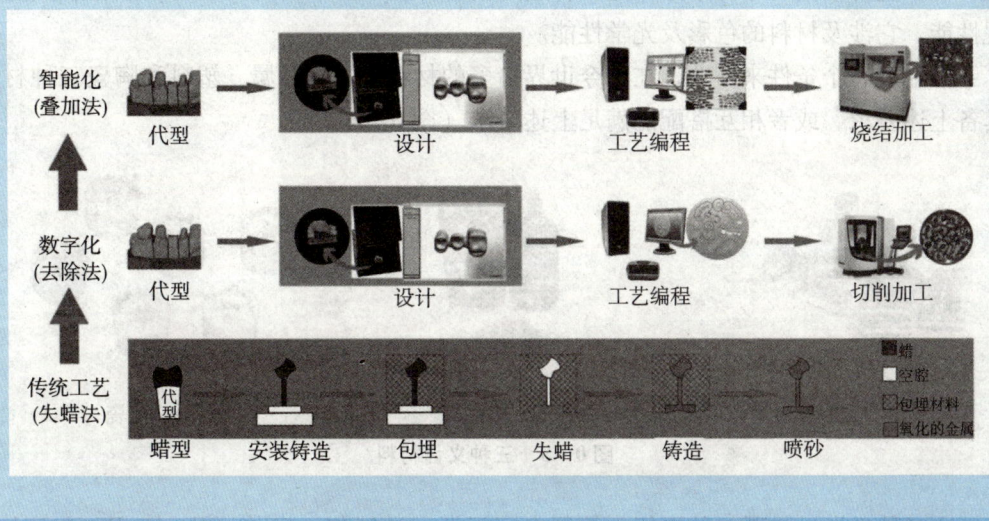

（二）其他分类法

目前国内出版的教材中常用分类法有以下四种：

1. 按材料用途分类　按材料用途可分为印模材料、模型材料、义齿材料、种植材料、包埋材料和粘结材料 6 种。

2. 按材料性质分类　按材料性质可分为有机高分子材料、无机非金属材料和金属材料三类。

3. 按材料与口腔组织的接触方式分类　按材料与口腔组织的接触方式可分为直接、

暂时与口腔组织接触的材料；直接、长期与口腔组织接触的材料；间接与口腔组织接触的材料三类。

4. 按材料的应用部位分类

按材料应用部位可分为非植入人体材料和植入人体材料两类。

上述分类法，作为一种专业知识介绍是可以的，但要培养口腔工艺实用型人才，就应把品种繁多、用途不同的材料进行"梳理"，分清"主""次"，同时找出材料间相互关联的规律性，帮助学习者学习、理解、记忆，最终达到在实践中正确应用的目的。

通常义齿材料应具备如下性能：

第一，必须具备良好的生物相容性。所谓生物相容性是材料与周围环境相互作用的性能。义齿长期安放于口腔，与牙齿、牙周、黏膜、唾液等直接接触，因为不能对机体产生任何有害的影响。

第二，要有一定的强度。义齿替代失去的"真牙"来行使咀嚼功能，它要经得起每天3000次左右的咀嚼运动磨耗和几公斤到几十公斤的咬合力。它的力学性能取决于其原子间的结合力及强度。

第三，美观。现代人对"美"的要求很高，尤其前牙在开口时居于面部醒目的位置，一口整齐洁白的牙齿常常作为一种魅力向外界展示。义齿材料理所当然应该具有美观性能。它涉及材料的色彩及光学性能。

按上述三个条件来筛选，在当今世界诸多的材料里只有金属、塑料和陶瓷三种材料具备上述要求，或者相互搭配能满足上述要求（图0-3）。

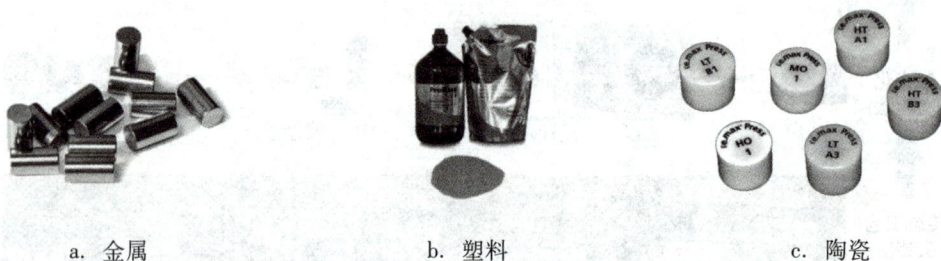

a. 金属　　　　　　　　　　b. 塑料　　　　　　　　　　c. 陶瓷

图0-3　三种义齿材料

这三种义齿材料哪一种更好，德国专家汉斯-迪特尔·宇伯（Hans-Dieter Uebe）说："陶瓷是唯一具有优良的咀嚼能力和美学效果，并对黏膜和组织无刺激性的义齿材料。"有人曾预言，未来将会出现无金属义齿时代（即义齿不再用金属来制作）。

义齿材料变为义齿的过程如图0-4。

金属、塑料、陶瓷三种义齿材料都无法在口腔内直接做成义齿，在口外的制作过程也是复杂的。具体而言就是以失蜡法为核心内容的义齿制作流程。从蜡型的制作到包埋、失蜡，最后铸造完成，这些环节可以用一句中国成语来形容，即"偷梁换柱"。不过不同的是"偷梁换柱"的本意是用假的换真的，而这里的"偷梁换柱"是用金属、塑料或陶瓷来换"蜡质预成形的义齿"，可以说是"以真换假"。失蜡后的空腔即是"偷梁换柱"的场所。义齿制作流程见图0-5、图0-6。

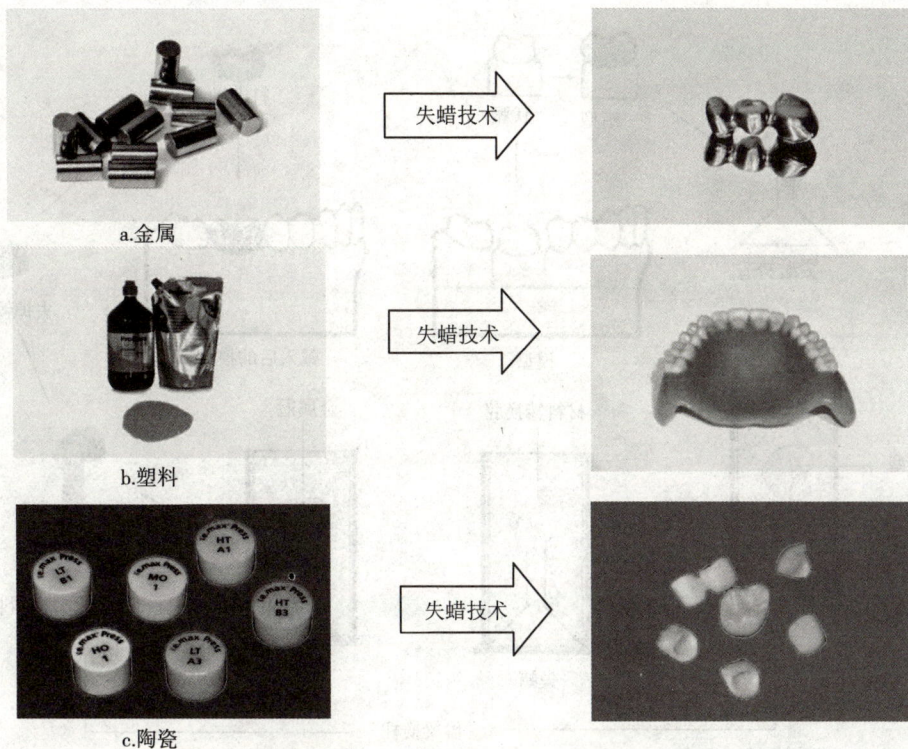

a.金属

失蜡技术

b.塑料

失蜡技术

c.陶瓷

失蜡技术

图 0-4 义齿材料变成义齿的过程

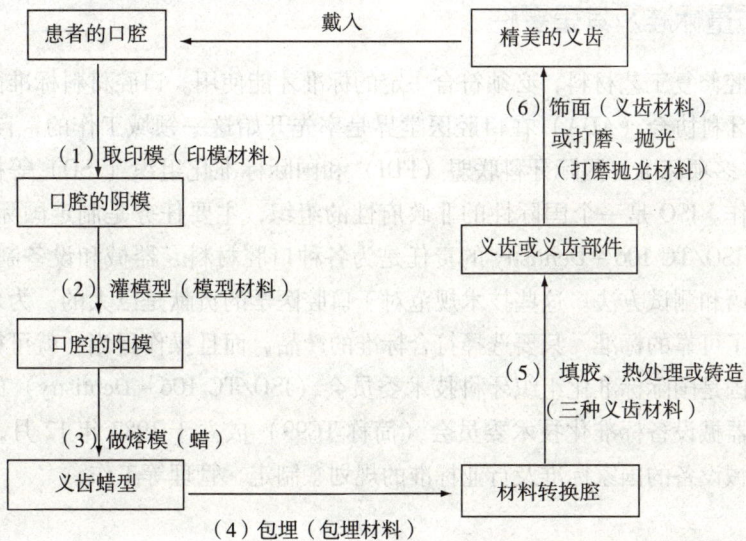

患者的口腔 ← 戴入 ← 精美的义齿

（1）取印模（印模材料）

（6）饰面（义齿材料）
或打磨、抛光
（打磨抛光材料）

口腔的阴模

（2）灌模型（模型材料）

义齿或义齿部件

口腔的阳模

（3）做熔模（蜡）

（5）填胶、热处理或铸造
（三种义齿材料）

义齿蜡型 → 材料转换腔

（4）包埋（包埋材料）

图 0-5 义齿制作流程

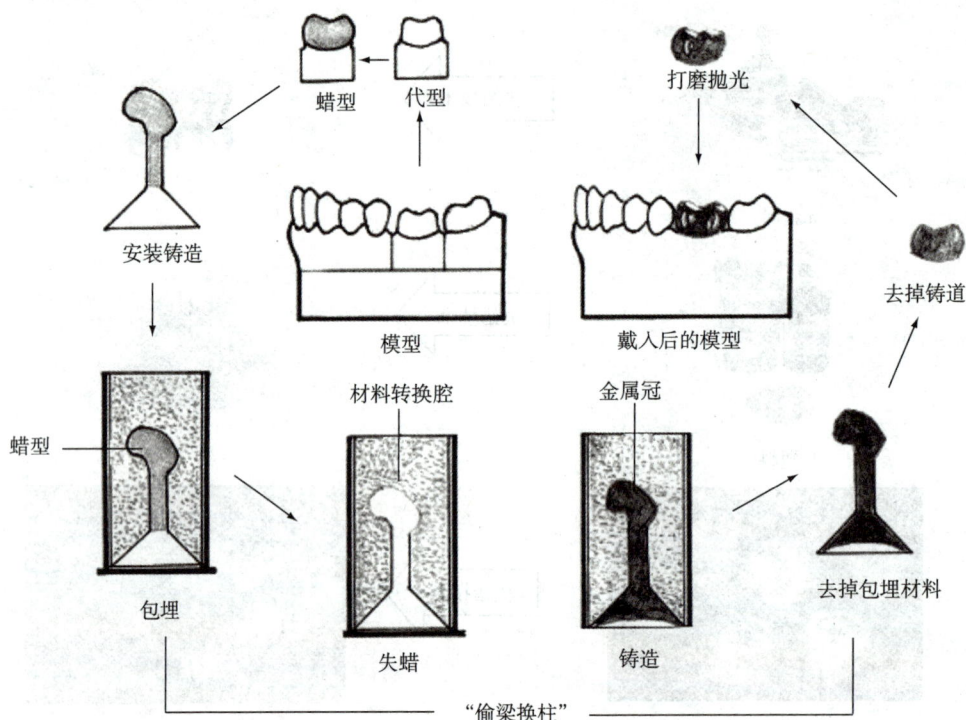

图 0 – 6 失蜡法流程

三、质量标准及其重要性

作为口腔修复工艺材料，必须符合一定的标准才能使用。口腔材料标准由一定的机构制定。美国牙科协会（ADA）在口腔医学界是率先开始这一领域工作的，自 1928 年以来已制定了 60 多项标准。国际牙科联盟（FDI）和国际标准化组织（ISO）等机构也为此进行了大量工作。ISO 是一个国际性的非政府性的组织，主要任务是制定国际化标准。ISO 的分支机构 ISO/TC 106 – Dentistry 的责任是为各种口腔材料、器械和设备制定质量规范、专业技术术语和测试方法。这些技术规范对于口腔医学的贡献是巨大的，为牙科医生及技术人员提供了可靠的标准。只要选择符合标准的产品，而且操作得当，就可得到满意的临床效果。中国是国际标准化组织牙科技术委员会（ISO/TC 106 – Dentistry）的成员，全国口腔材料和器械设备标准化技术委员会（简称 TC99）成立于 1987 年 12 月，负责我国口腔材料和器械设备的国家标准及行业标准的规划、制定、管理等工作。

自我检测

1. 什么是牛东平分类法？它有什么优点？
2. 义齿材料应具备什么性能？
3. 什么是流程？简述失蜡法的流程。
4. 材料转换腔有哪几个作用？

第一章 材料的性能

本章导学

> 本章介绍的物理性能包括密度、尺寸变化、热导率、膨胀系数、表面张力和润湿现象、色彩性；力学性能包括应力、应变、硬度、蠕变与疲劳、挠度；化学性能有腐蚀、变色、老化、吸水和溶解；生物学性能即材料的生物相容性。

口腔修复用材料通常由制造商开发，临床医生或技工根据材料的物理、化学、力学、生物学性能来选择，不能用某一单项性能来评定材料的质量，通常需要将多项性能指标结合起来，经标准化技工室和临床试验来评定质量。

第一节 物理性能

一、密度

一种物质的密度指的是其质量与体积之比，即密度 = 质量/体积，或 $P = m/v$。

物质的密度取决于其原子的质量、尺寸和原子间的距离。

金属的密度与其纯度、温度和加工方法有关。金属中的杂质可使该金属的密度增加或减少，增减的程度取决于杂质的量和密度。随着温度的上升，金属的密度会下降，因为金属发生了膨胀。也就是说，金属的质量不变，但其体积却增大了。为了使各种物质的密度值可以相互比较，通常采用20℃时的密度作为标准值。密度低于 $5g/cm^3$ 的为轻金属。

表1-1是20℃时各种材料的密度。制作可摘局部义齿时，尤其是上颌，应尽可能选择密度小的材料，以减轻义齿重量。

表1-1 20℃时各种材料的密度（g/cm^3）

轻金属	密度	轻金属	密度
钾	0.86	铍	1.85
钠	0.97	铝	2.69
钙	1.54	钛	4.51

续表

轻金属	密度	轻金属	密度
镁	1.74		
重金属	密度	重金属	密度
锗	5.32	钼	10.28
镓	5.91	银	10.5
铬	7.19	钯	12.02
锌	7.13	钌	12.3
锡	7.28	铑	12.4
铟	7.31	汞	13.59
锰	7.45	钽	16.68
铁	7.86	钨	19.3
铌	8.55	金	19.32
镉	8.64	铼	20.5
钴	8.83	铂	21.45
镍	8.85	铱	22.4
铜	8.91	锇	22.5
非金属	密度	非金属	密度
氧化铝陶瓷	2.87	丙烯酸树脂	1.2

二、尺寸变化

在制作修复体的过程中，修复材料由于理化因素的影响，可能会产生程度不同的形变，称为尺寸变化。例如，印模材料和模型材料的尺寸稳定性对修复体的制作精度有重要影响，因此在研制这些材料时，必须努力减少使用过程中的尺寸变化。尺寸变化通常用长度（或体积）变化的百分数来表示。其表达式为：

$$\varepsilon = \frac{L - Lo}{Lo} \times 100\%$$

式中 ε 代表尺寸变化，Lo 代表原长（mm），L 代表变化后的长度（mm）。

如熟石膏固化过程中线性尺寸变化允许值为 0% ~ 0.30%，人造石的线性尺寸变化允许值为 0% ~ 0.20%。

尺寸变化的测量方法归纳起来可分为直接测量法和间接测量法两种。

1. 直接测量法 对材料固化前后的长度直接测量。该法简便易行，但精度低。

2. 间接测量法 将长度转换成其他物理量，如光学量和电学量进行测量。常用的有光杠杆放大仪、差动变压器等。

三、热导率

材料的热导率（K）也叫导热系数，是指在物体内部垂直于导热方向取两个相距 1

米、面积为 1 平方米的平行平面，若两个平面的温度相差 1℃，则在 1 秒内从一个平面传导至另一个平面的热量，单位为 W/(m·K)。一般来讲，金属的导热性优于非金属，纯金属的导热性优于合金。热导率在牙科材料中有重要意义，如义齿基托材料热导率的差异可造成不同的软组织反应。金属基托下的组织对温度变化反应迅速，塑料基托下的组织反应则慢得多。临床经验证明，热的良导体对维护支持组织健康至关重要。牙科陶瓷具有与牙釉质、牙本质相似的热导率。一些牙科材料的热导率见表 1 - 2。

表 1 - 2　牙科材料的热导率　[W/(m·K)]

非金属材料	热导率	金属材料	热导率
石膏	1.49	银	420
烤瓷	1.26	铜	390
丙烯酸树脂	0.21	金	297
牙釉质	0.90	铂	70
牙本质	0.60	钛	16.33
陶瓷	1.05	钛合金（TC4）	7.96

四、膨胀系数

多数物质的长度和体积会随温度的升高而增大，长度增加的现象叫线性膨胀，体积增加的现象叫体膨胀。

温度上升 1℃，固体增加的长度与 0℃ 时其长度的比称作线胀系数，单位为每开（尔文）或负一次方开（尔文），符号为 K^{-1}。同样，温度上升 1℃ 增加的体积与 0℃ 时体积的比称作体胀系数，单位与线胀系数相同。如果固体的内部结构与性质各个方向都相同，则它的体胀系数是线胀系数的三倍。

温度下降时，物体的长度和体积会缩小，相同温差范围内其收缩量与受热膨胀量相等。

虽然线胀系数是一材料常数，但当温度变化范围较大时并不保持恒定。如牙科蜡的线胀系数在 40℃ 以下平均值为 $300 \times 10^{-6} \cdot K^{-1}$，在 40℃ ~50℃ 区段平均值就变成 $500 \times 10^{-6} \cdot K^{-1}$。表 1 - 3 列出了人牙及一些口腔材料的线胀系数。

表 1 - 3　人牙及一些口腔材料的线胀系数　（$\times 10^{-6} \cdot K^{-1}$）

材料	线胀系数	材料	线胀系数
人牙	8.3 ~12	钴铬合金	13.9 ~14.9
长石质陶瓷	6.4 ~7.8	镍铬合金	13.8 ~15.1
体瓷和不透明瓷	12.4 ~16.2	钯基合金	14.2 ~15.2
丙烯酸树脂	70 ~100	钛合金（Ti - 6Al - 4V）	10.3
嵌体蜡	260 ~320	金合金	12 ~15.5
硅橡胶印模材料	109 ~210	纯钛	9.6

五、表面张力和润湿现象

液体表面层中相邻各部分互相吸引的力称作表面张力，由于有表面张力的存在，液体总有缩小表面积的趋势。

液体的表面张力与液体的种类、温度和液体中的杂质有关：

同一温度下，水银的表面张力比水大得多。

同一种液体，表面张力随温度升高而减小。

液体中加入少量杂质可使表面张力发生很大变化，能使液体表面张力减小的物质称表面活性物质或表面活性剂，如肥皂、有机酸等就是水的表面活性剂。能增大液体表面张力的物质称非表面活性剂，如糖、氯化钠等就是水的非表面活性剂。

液体在固体表面扩散的趋势称液体对固体的湿润性，可由液体在固体表面的接触角 θ 的大小来表示。降低表面张力后的液体对固体的湿润性增加。接触角越小，湿润表面的倾向越大，接触角等于零时则发生完全湿润（图 1-1）。

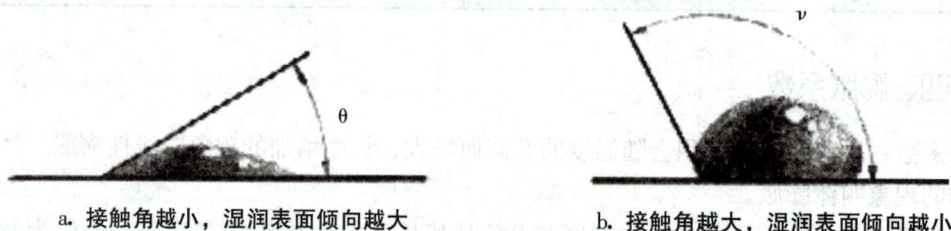

a. 接触角越小，湿润表面倾向越大　　　　b. 接触角越大，湿润表面倾向越小

图 1-1　接触角与湿润性

金属烤瓷粉熔附于金属表面时就必须有良好的湿润性。蜡型包埋时，水剂的包埋材料如不能很好的湿润蜡型，就不能形成致密光洁的材料转换腔内表面，从而造成金属铸件表面的质量缺陷。

六、色彩性

口腔修复不仅要恢复软硬组织的形态和功能，而且对色彩的和谐性要求很高。色彩有三个要素，分别是色相、明度和纯度。

（一）色相

颜色的主波长是某种单色光的波长，短波长（400nm）光线是紫色的，长波长（700nm）光线是红色的。这两个波长之间依次为蓝、绿、黄和橙色光线。这种颜色的属性称为色调，是色彩所独有的相貌特征，也称色相。在所有看得见的颜色中，只有三种原色：红、黄、蓝。任何其他颜色可通过这三原色的适当混合而形成。如红黄相混可得橙，黄蓝相混可得绿，红蓝相混可得紫。色相通常以色彩的名称来体现。

（二）明度

根据颜色的光反射率，对于光漫射物体，可分为由黑到白的某一个等级；对于光透射物体，可分为由黑到完全透明无色的某一个等级。标准黑色的光反射率为0，标准白色的光反射率为100。这种颜色的属性称为明度，反映了色彩的明暗深浅程度。在一种颜色里，加入白色越多，其明度就越高；加入黑色越多，其明度就越低。

（三）纯度

纯度又称色饱和度，是指色彩纯净、鲜浊的程度，用0~1范围内的数字来表示。各种未经混合的单一色相纯度最高，当加入其他颜色时，就会降低其纯度。纯度高的色彩鲜艳明朗，纯度低的色彩含蓄昏暗。

颜色的测定多用比色板进行。口腔修复体制作过程中常用比色板对照患者牙齿色泽来选择材料的色泽。如Vita烤瓷粉有许多种颜色，有自己的比色板系统。该比色板共分A、B、C、D四个色系，A为红棕色系，根据色饱和度的大小分为A_1、A_2、A_3、$A_{3.5}$、A_4；B为红黄色系，分为B_1 ~ B_4四个颜色；C为灰色，也含C_1 ~ C_4四个颜色；D为红灰色，含D_1、D_2、D_3三个颜色。

第二节 力学性能

一、应力

当外力作用于一个物体并欲使其变形时，物体内部便产生抵抗外力的力，这个力就是应力，大小与外力相等，方向相反。外力和应力均作用于物体的给定区域，所以物体中的应力定义为单位面积承受的力。

当外力是拉力时，产生的是拉应力；当外力为压力时，产生的是压应力；当外力是剪切力时，产生的是切应力。

材料在不同外力作用下可产生四种变形：拉伸或压缩、剪切、扭转和弯曲。

二、应变

应变是描述在外力作用下形状变化的量，比如在拉伸状态下试件相对增加的长度。

三、应力－应变曲线

假设某材料受到一个逐渐增加的拉伸力，同时测定不同大小力作用下材料产生的形变大小，以应力为纵坐标，应变为横坐标，就可以绘出一个随应力增加，形变量增加的曲线，即应力－应变曲线（图1-2）。

图 1－2 应力－应变曲线

这个曲线中的几个应变点与它们对应的应力具有如下含义：

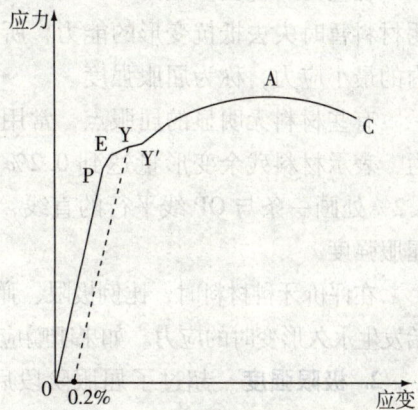

（一）弹性变形阶段

材料在外力作用下产生变形，卸载后变形可完全恢复，这样的变形就是弹性变形。

1.（正）比例极限 图中点 P 所对应的应力值称正比例极限。它是应力与应变呈正比时（符合虎克定律）的最大应力。在此点以下，应力–应变曲线呈直线，表示 OP 阶段应力与应变呈正比。

2. 弹性极限 应力继续增大至 E 点对应值时，应力与应变间不再呈正比关系。但卸载后仍可完全恢复（仍处于弹性形变阶段），E 点所对应的应力称作弹性极限，是指超过应力 E 值时，材料产生的形变不再可以恢复，即发生了塑性形变。

3. 弹性模量 弹性变形阶段应力–应变曲线的斜率，即产生单位形变所需要的应力叫弹性模量，它是衡量材料刚性的量，弹性模量越大，抵抗弹性变形的能力越大，受外力作用时，发生形变的可能越小。表1–4列出部分牙科修复材料的弹性模量。

表1–4　部分牙科修复材料的弹性模量（GPa*）

材料	弹性模量
钴铬合金	218
金合金（Ⅳ型）	99.3
长石质烤瓷	69
丙烯酯基托塑料	2.63

* GPa = 10^3 MPa

（二）塑性变形阶段

1. 屈服强度 当应力超过 E 点后，材料表现出塑性，即卸载后形变不能完全恢复，产生永久性形变。

在应力–应变曲线的 EY' 段，虽然应力基本保持不变，但应变仍在不断增加，表明材料暂时失去抵抗变形的能力，所以又称为屈服阶段。E 所对应的应力值为屈服阶段内的最小应力，称为屈服强度。

有些材料无明显的屈服点，常用一个条件应力来指示塑性形变。如0.2%的条件应力，表示材料残余变形量达到0.2%时对应的应力，从材料应力–应变曲线上横坐标0.2%处画一条与 OP 线平行的直线，该直线与曲线的交点 Y 所对应的应力值称作0.2%屈服强度。

在评价牙科材料时，比例极限、弹性极限和屈服强度的值很重要，它们表示修复材料开始发生永久形变时的应力。如果咀嚼应力超过这些数值，修复体就无法正常行使功能。

2. 极限强度 超过了屈服阶段后，材料又恢复了对变形的抵抗能力，需要增加外力才能使材料继续变形，此现象称为材料的强化。在曲线最高点 A 所对应的应力是材料出现断裂过程中产生的最大应力，也就是材料在破坏前所能承受的最大应力，叫极限强度。材料在拉伸过程中的极限强度叫做抗拉强度；压缩过程中的极限强度叫做抗压强度；弯曲过程中的极限强度叫做抗弯强度或挠曲强度。

3. 断裂强度　材料在曲线终点 C 点断裂，材料发生断裂时的应力称为断裂强度。

（三）延展性

材料能够塑性伸长的能力称为材料的延性，材料在压应力下永久变形而不断裂的性质称为展性。延伸率是材料在拉力作用下所能经受（维持不断裂）的最大拉应变。

一般认为，延伸率低于 5% 的材料为脆性材料，如陶瓷；延伸率高于 5% 的材料为延展性材料，金就是延展性最好的金属，银次之。

（四）回弹性和韧性

1. 回弹性　回弹性是材料抵抗永久变形的能力，用单位体积出现永久性形变所需能量来表示，与弹性模量呈反比关系。

2. 韧性　韧性是指使材料断裂所需的弹性和塑性变形的能量，常用指标有冲击韧性和断裂韧性。

（1）**冲击韧性**　冲击韧性是指在一次性冲击试验中，使材料断裂时单位横截面积所吸收的能量（J/cm^2），用来表示材料在冲击载荷作用下抵抗变形和断裂的能力。其大小与材料试样的形状、尺寸、缺口的大小有很大关系。

（2）**断裂韧性**　断裂韧性是指有裂纹的物体抵抗裂纹开裂和扩展的能力，是材料固有的特性，与材料试样的形状、尺寸、缺口（裂纹）的大小无关。评价断裂韧性的常用参数为 K_{IC}，单位为 $MPa \cdot m^{1/2}$。

四、应变－时间曲线

许多牙科材料都介于理想弹性体与黏性体之间，其应变不仅与应力大小有关，还与应力作用时间有关。因此，仅了解应力－应变曲线是不够的，还需研究应变－时间曲线。

图 1-3 为硅橡胶印模材料的应变－时间曲线。在 t_0 处给压，应变迅速升到 A；压力持续作用至 t_1，应变缓慢地升至 B；在 t_1 时停止加压，应变迅速由 B 降至 C，然后再由 C 减小到 D；t_2 之后，应变不再变化，永久形变量为 DE。

加荷时间越长或载荷越大，其形变越大。从口腔取出印模时，如果加荷时间短，载荷小，永久形变就小，故印模精确。

五、硬度

硬度是固体材料表面局部区域

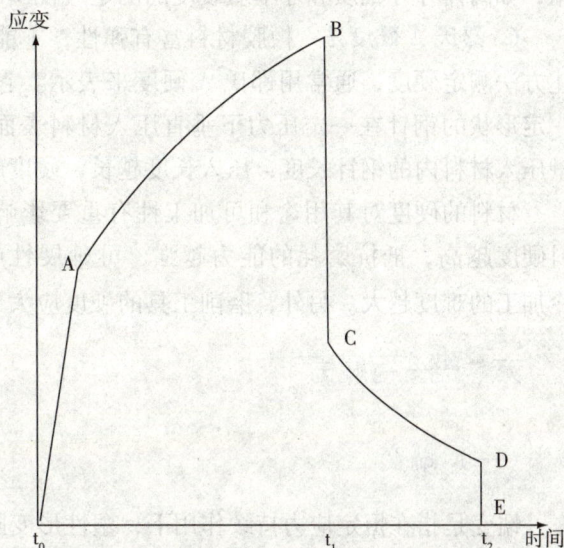

图 1-3　硅橡胶印模材料应变－时间曲线

抵抗压缩变形和断裂的能力，是衡量材料软硬程度的指标。有三类测试方法，即表面划痕法、表面压入法和回跳法，口腔材料通常采用表面压入法，根据压头几何形状、大小的不同，压入法又可分为莫氏硬度法、布氏硬度法、维氏硬度法、洛氏硬度法法、努氏硬度法和邵氏 A 硬度法。

1. 莫氏硬度法（HM） 是最古老的硬度测定法，根据较硬的物质可在较软的物质上划出痕迹的原理，选择 10 种矿物来标定，此法当今仅用于矿物。

2. 布氏硬度法（HB） 是将一定直径的不锈钢球或硬质合金钢球以给定压力压于受试材料水平表面，作用给定时间后，测量压痕直径，以单位面积上所受的压力为布氏硬度值。由于测试时压痕面积相对较大，仅适用于测定较大面积材料的平均硬度，不适用于测定局部硬度。

3. 维氏硬度法（HV） 原理与布氏硬度法相同，只是以正四棱锥形金刚石代替布氏硬度法的钢球，测出金刚石锥尖压出痕迹的对角线，计算出压痕面积，负荷除以压痕面积即为维氏硬度值，此法适用于薄层特硬的材料。

4. 洛氏硬度法（HR） 该法检测的是压头在受试材料上的压痕深度，其硬度值可在洛氏硬度仪上直接读出，比较适用于黏弹性材料（如牙科塑料）的测定。

5. 努氏硬度法（HN） 是用一精密制作的金字塔形钻石压头在一定负荷下压入试件，测定材料上的压痕对角线长度，换算出压痕面积，除荷载而得努氏硬度值。该法优点是可通过简单的变更荷载以测定硬度变化范围很大的材料，因为很轻的荷载可产生极精细的压痕。这一点对小区域内材料硬度的变化特别有用，如离体牙牙釉质和牙本质硬度的测定（图 1-4）。

6. 邵氏 A 硬度法 橡胶材料富有弹性，不能用上述方法测定硬度，通常用邵氏 A 硬度来表示。它是用一定形状的钢针在一定压力下垂直压入材料表面，测量压入材料内的钢针长度，压入长度越长，硬度越小。

材料的硬度对其用途和可加工性有重要影响，材料硬度越高，抵抗磨耗的能力越强，可延展性越差，冷加工的难度越大。另外，磨削工具的硬度应大于被打磨的工件。

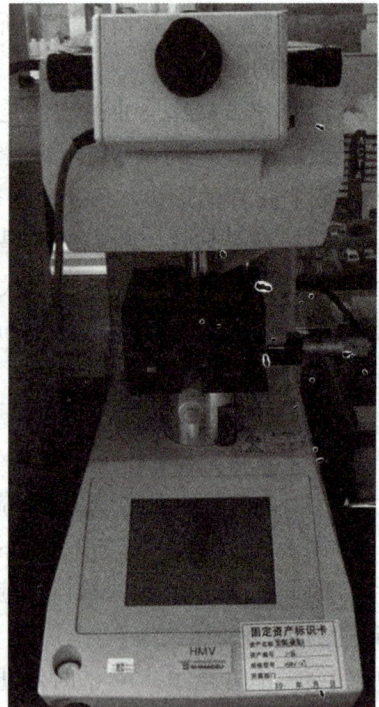

图 1-4 显微硬度计

六、蠕变与疲劳

（一）蠕变

蠕变是指在恒定应力持续作用下，塑性形变随时间不断增加的现象，该应力常远小于屈服应力，有些材料在不变应力作用下这种形变可以连续增大直至断裂，银汞合金即是如此。牙科用蜡也存在蠕变，所以蜡型制作完成后应尽快包埋、铸造。

（二）疲劳

疲劳是指材料在循环（交变）应力作用下发生的破坏。此时的应力往往远小于极限强度，甚至比弹性极限还小。承受交变应力的材料，在工作应力低于其屈服强度时发生断裂称为疲劳断裂。

疲劳断裂常发生在应力高度集中或强度较低的部位，在材料截面突变处，如孔、裂纹、螺纹等处，应力有骤然增大的现象，称应力集中。当集中处的应力达到一定程度时，材料就会产生裂纹而破坏。

在工作应力远小于屈服强度时发生的脆性断裂是由材料中的裂纹扩展引起的，疲劳破坏也是裂纹萌生和逐渐扩展的过程。裂纹是否易于扩展是材料是否易于断裂的一个重要指标。

修复体在执行功能时常会在低于极限应力的情况下遭到破坏，这种破坏与温度应力也有关系。修复体在口腔环境温度升高或降低时会产生膨胀或收缩，修复体中不同材料及修复材料与牙体组织的热胀系数不同，就会在修复体内产生不同的内应力。这种来源于温度变化而产生的应力称温度应力或热应力，口腔温度不断变化，热应力长期作用，修复体中也会出现疲劳损伤，甚至产生裂纹，这样在低应力下也会使裂纹扩展，直至断裂。

知识链接

　　口腔环境温度受饮食温度的影响极易发生改变。与此同时，咬合时产生的压力高达几十公斤甚至上百公斤。因此，制作修复体的材料必须具备很强的抗疲劳性能，这样才能确保修复体具有较长的使用寿命。实验室有专门检测修复材料耐疲劳性能的设备（图1-5）。

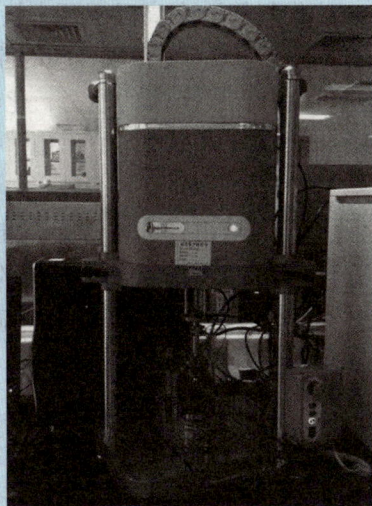

图1-5　疲劳试验机

七、挠度

挠度是物体承受比例极限以内的应力所发生的弯曲形变。其大小通常用弯曲变形时横截面中心在与轴线垂直方向的线位移量来表示。它是衡量材料弯曲韧性的指标，可反映出材料在反复的咀嚼应力作用下产生的弯曲形变。这对义齿基托尤其重要，有关机构已将挠度列为义齿基托材料的性能评价项目之一。

第三节 化学性能

对材料而言，口腔是一个特殊的环境，食物中含有大量弱酸性、弱碱性物质和盐类；唾液本身就是一种电解质溶液，且成分和浓度处于动态变化之中；大量微生物的存在，不仅可黏附在修复体表面，而且可通过对食物残渣的分解和代谢产生大量有机酸。正是这些因素，要求材料必须有良好的化学稳定性。

一、腐蚀和变色

（一）腐蚀

金属的腐蚀是指金属与周围接触的气体或液体发生化学反应而损耗的过程。根据反应的不同，可分为化学腐蚀和电化学腐蚀两类。材料破坏过程中，有时还有物理、生物因素的参与。

1. 腐蚀的类型

（1）化学腐蚀 金属与接触到的物质直接反应而引起的腐蚀称化学腐蚀。如金属与干燥的气体（氧气、氯气、硫化氢等）在高温下可直接作用，并在金属的表面形成相应的化合物。它们通常在金属表面形成一层薄膜，膜的性质对金属进一步腐蚀有很大影响，如铁的氧化物结构疏松，没有保护金属的能力，化学腐蚀往往会持续不断地进行，铝、钛等金属表面形成的氧化物薄膜能起保护作用，使金属不再与周围的氧继续作用。

（2）电化学腐蚀 电化学腐蚀与原电池的反应过程相同，不纯的金属（或合金）与电解质溶液接触时构成了无数微小的原电池，比较活泼的金属失去电子而被氧化，从而造成腐蚀损耗，因其必有电解质溶液的参与，所以又叫湿腐蚀。电化学腐蚀的过程伴有电流的产生，这是它与化学腐蚀的区别。

2. 腐蚀的形态 可分为均匀腐蚀和局部腐蚀两种类型。

（1）均匀腐蚀 是物质表面迅速而全面的腐蚀现象。

（2）局部腐蚀 腐蚀只发生在材料表面局部，其危害性更大，根据其发生机制和表面形态的不同又可分为以下几种：

①孔蚀：表面小孔状侵蚀，虽然小孔的形成很慢，但一旦出现，则会自动催化其成长，危害甚大。

②缝隙腐蚀：发生在材料的缝隙中，属孔蚀的一种特殊形态。

③晶间腐蚀：发生在金属晶粒边界附近的腐蚀，多因不当的热处理或冷加工造成。腐蚀由表面沿晶界向内部发展，外表不易发现，但金属强度已丧失很多。

④磨损腐蚀：金属表面既受磨损，又在被磨损部位发生的腐蚀现象。

⑤应力腐蚀：应力主要来自焊接和冷加工产生的残余应力，拉应力与腐蚀介质同时存在时发生的腐蚀。

⑥腐蚀疲劳：周期应力与腐蚀的共同作用引起金属破裂，在腐蚀环境中，金属的疲劳极限值会大大下降。

⑦选择性腐蚀：成分与结构不均一的材料，一部分元素被腐蚀浸出，剩余成分构成海绵状物质，原有的强度和延展性丧失殆尽。

（二）变色

金属腐蚀发生的初期阶段又称变色。修复体表面变色或失去光泽，不但影响美观，而且破坏修复体，缩短使用寿命。高分子材料的变色与金属不同，它是由化学成分的不稳定性、高分子链断裂或降解，或表面吸附外界色素所致。

二、老化

材料在加工、贮存和使用过程中理化性质和力学性能变坏的现象称老化。在口腔环境中，在唾液、食物残渣及分解物、氧气、酶、微生物等各种化学、生物因素，以及热、光和咀嚼应力等物理因素的共同作用下，口腔高分子材料会出现降解或基因改变，从而降低甚至失去原有的性能。老化对口腔高分子材料的应用有很大影响，只有不断改进材料的组成和结构，才能有效减缓老化速度，延长修复体的使用寿命。

三、吸水和溶解

一些材料在口腔环境中会吸附唾液和其他液体，同时还会有部分材料被溶解，过量的吸水和溶解都会使材料的性能降低，甚至功能丧失。吸水值和溶解值是反映材料这方面性能的指标。通常认为，材料的翘曲和尺寸变化与过高的吸水值有关，如让水胶体印模材料（如藻酸盐类印模材料）持续浸水，就会因吸水而发生尺寸变化，给使用造成严重问题。

吸水值和溶解值分别用单位体积材料浸入水中一定时间后质量的增加（吸水）和减少（溶解）量来表示，单位是 $\mu g/mm^3$。现规定，义齿基托树脂吸水值不应大于 $32\mu g/mm^3$，热凝基托树脂溶解值不应大于 $1.6\ \mu g/mm^3$，自凝基托树脂溶解值不应大于 $3.6\ \mu g/mm^3$。

第四节 生物学性能

材料的生物学性能主要指生物安全性和生物相容性。生物安全性是反映材料及其制品安全使用的性质，材料对病人、对加工者均不可造成危险。生物相容性是指材料能耐受机体各种作用而保持稳定，不被排斥和破坏的性质。鉴于生物相容性概念涵盖较广，我国有关行业标准中也将生物安全性包含在生物相容性之中，本教材按生物相容性讨论。

口腔材料是用于人体，与人体组织相接触的材料，良好的生物相容性是保证临床安全有效使用的前提，与以往把患者口腔当作唯一实验室，只关心材料的强度、美观不同，目前任何一种用于人体的材料在临床应用前均须进行生物相容性检测和评价，符合标准要求后方可投入使用。

（一）分类

参照 ISO 制定的国际标准，国家食品药品监督管理局于 2001 年 11 月发布、2002 年 3 月正式实施《牙科学——用于口腔的医疗器械生物相容性临床前评价》行业标准。据此标准，口腔材料按与口腔组织的接触性质和接触时间分为两大类。

1. 按接触性质分类

（1）表面接触类 与完整或破损的皮肤表面、口腔黏膜表面、牙釉质、牙本质及牙骨质等牙齿硬组织表面接触的器械。

（2）外部接入类 穿过口腔黏膜、牙齿硬组织牙髓组织、骨或这些组织的组合并与其相接触，且暴露于口腔环境中的器械。

（3）植入类 部分或全部埋植于软组织、骨或牙髓牙本质组织或这些组织的组合内，但不暴露于口腔环境中的器械和植入体。

2. 按接触时间分类

（1）短期接触 一次或多次使用，接触时间在 24 小时以内的器械。

（2）长期接触 一次、多次或长期使用，接触时间在 24 小时以上到 30 天以内的器械。

（3）持久接触 一次、多次或长期使用，接触时间超过 30 天的器械。

（二）试验

根据材料的以上分类，应在使用前选择相应的试验。为方便应用，将各类试验分为三组。

第一组：体外细胞毒性试验。用体外细胞培养的方法，观察材料对细胞形态和生长繁殖的影响。该试验是检测材料浸出和扩散成分毒性的方法，与材料在人体内的毒性密切相关。

第二组：全身毒性作用及局部植入区组织反应检测试验。

第三组：临床应用前试验。主要检测材料对拟使用部位组织的毒性作用。

对牙科技工而言，了解以上行业标准是非常必要的，它是我国口腔材料市场准入的唯一权威性文件，未经生物相容性试验或试验不达标的材料是不准使用的。义齿是医用特殊制品，牙科医生下达书面任务书或技工室交付义齿给牙科医生时都有义务说明使用材料的生物性能相关依据。

口腔材料临床使用前，生物相容性评价试验并不能解决材料使用中的所有与生物性能有关的问题，这是因为：

1. 生物相容性并不只是材料的性能，而是材料如何与其生态环境相互作用的性能。某一材料并非在所有应用中都是可以接受或不可接受，如钴铬合金作为全铸冠、义齿支架是可以接受的，而作为种植体材料就不可接受。

2. 口腔环境的复杂性使实验室很难完全复制，这使生物相容性试验的结果分析十分困难。

3. 致敏试验中，对某一物质是否会引起过敏，有很大的物种和个体差异，有限数量的动物试验不能排除在人体使用中过敏现象发生的可能。

（三）常见问题

常见的生物相容性问题有以下几个方面：

1. 基托塑料的致敏　一般认为，患者戴用甲基丙烯酸树脂（PMMA）制作的义齿基托发生过敏，是由于塑料中含有未曾聚合的游离单体所致。也有报道称，材料中的其他微量成分如氢醌、二甲基对苯甲胺、对苯乙醇二胺等也会引起过敏反应。室温下单体即可挥发，吸入后会有呼吸道刺激、恶心等症状，敏感个体的皮肤接触单体也会出现瘙痒、皮疹等情况，技工操作时应尽量避免单体气体的吸入和皮肤直接接触。

2. 金属镍的致敏　最常出现的是含镍首饰与皮肤接触引起过敏。人们推测，镍与皮肤接触，在汗液和皮肤温度的影响下形成镍盐，是这些镍盐引起过敏。口腔环境中因含镍义齿引起过敏的报道也时有出现。

3. 牙龈缘的颜色变化　主要发生在金属烤瓷冠，义齿的金属边缘通常位于龈下的龈沟中，电化学腐蚀形成的金属离子被释放出来，使龈沟外的冠缘处颜色改变。冠合金中非贵金属含量越高，此种情况越容易发生，而贵金属含量很高时则不易出现。

戴用固定义齿后出现牙龈的炎症反应，最主要的原因是义齿设计和制作不良，并非义齿材料生物性能所致。

总之，牙科材料的生物相容性取决于材料的组成、部位及与口腔环境的相互作用。随着材料使用的变化和试验技术的改进，生物相容性的评价也会不断发展，现在大量使用的许多材料有可能被逐渐淘汰，新的具备良好生物性能的材料会不断推向市场，牙科技师必须给予高度关注。

自我检测

1. 如何计算材料的尺寸变化？有何意义？
2. 物质的密度取决于什么？如何计算？如何区分轻金属与重金属？
3. 膨胀系数有什么意义？
4. 口腔材料的润湿性与接触角的关系。
5. 什么是弹性变形和塑性变形？

6. 弹性模量有什么意义？

7. 材料的强度有哪些衡量指标？

8. 什么是应力集中？它与疲劳断裂有什么关系？

9. 什么是腐蚀和老化？有什么危害？

义齿材料篇

义齿材料在材料学中占有独特的重要地位，它是存留于口腔内的材料，其余材料只是制作义齿流程中的"一过性材料"。

所有义齿都是由金属、陶瓷、塑料中的一种或几种材料制作而成。金属和陶瓷是构成固定义齿的主体部分，特别是金属目前在义齿部件中仍占有重要位置，它是固定义齿、活动义齿和全口义齿都会用到的材料。陶瓷由于各种性能优越，是一种具有光明前景的义齿材料。塑料是构成活动义齿主体的材料，在个别固定义齿中也有用塑料作为饰面材料的。

第二章 金 属

本章导学

从本质上来讲，金属并不是牙科修复的理想材料。但是在当前修复工艺技术中，金属仍然有着显著且重要的地位。在牙科技工室中，嵌体、冠桥义齿、种植义齿、活动义齿几乎都会涉及到金属。可以说，金属是目前最成熟的义齿材料。近些年，随着新型加工工艺和材料的出现，越来越多的牙齿缺损或缺失倾向于采用陶瓷来恢复形态和功能。用陶瓷取代金属，这是"无金属牙科学"的理想目标，也可看作今后牙科材料学的发展方向。

本章阐述金属的结构、性能、腐蚀与防腐蚀，用以指导正确地选择合金及加工方法，避免缺陷。

第一节 概　述

一、金属的特性

金属与非金属之间并没有严格的界线。金属元素的原子最外层电子数一般少于 4 个，在化学反应中比较容易失去电子，通常把原子失去电子而变成阳离子的性质称为元素的金属性。非金属元素的原子最外层电子数一般多于 4 个，在化学反应中比较容易得到电子，通常把原子得到电子而变成阴离子的性质称为元素的非金属性。

一般而言，金属具备以下特性：

1. 金属的原子可变成阳离子。

2. 金属在室温下均为固体（汞除外）。

3. 金属具有晶体结构。

4. 金属是电的良导体（电子的流动形成电流，由于金属中的电子是可以自由运动的，因而容易形成电流）。

5. 金属是热的良导体（金属通过电子运动传输热能，非金属通过分子运动传输热能，分子大于电子，所以非金属的导热能力远小于金属）。

6. 金属的透光性较差（金属即使呈薄片状也不透光）。

7. 固体金属的平滑表面具有光泽（因为金属表面会强烈地反射光线）。

8. 金属呈白色至浅灰色（金和铜除外）。

9. 金属可形成合金。

10. 金属在冷态多可发生塑性变形。

二、金属的结构

固体中的粒子如果有规则的排列，则称为晶体。金属具有晶体结构，金属原子总是很有规律的排列着。如果把每个原子看做一个几何点，再假设将这些点连接，就构成许多空间格子，这种格子称为晶格（图 2 - 1）。

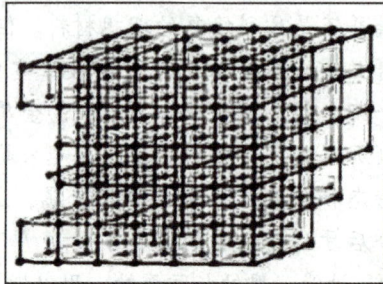

图 2 - 1　晶格示意图

　　金属晶格的三种常规结构为体心立方晶格、面心立方晶格和密排六方晶格（图2－2、图2－3、图2－4）。金属晶格的类型与金属及其合金的性质有密切的关系。具有面心立方晶格的金属易产生塑性形变，冷加工性能好。金属中的原子以金属键的形式结合，金属键的键能很高，足以形成牢固的晶格结构，在金属发生一定变形时也不致被破坏。

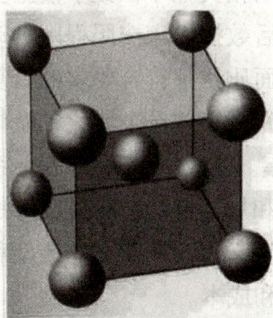

图2－2　体心立方晶格	图2－3　面心立方晶格	图2－4　密排六方晶格

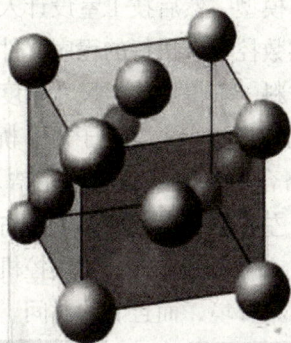

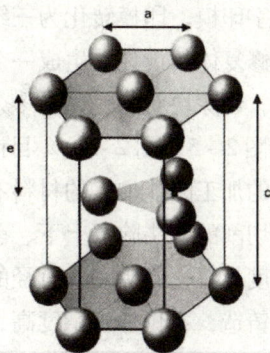

三、金属的熔融与凝固

　　金属从固态转变成液态称为熔融，从液态转变成固态称为凝固。纯金属熔融时的温度为熔点，凝固时的温度为凝固点，二者几乎相同。金属的凝固又称为结晶，它的过程分为两个阶段：①在液态金属中产生结晶微粒或晶核；②晶粒或晶核成长、增多，直到液体完全消失。金属的冷却速度越快，结晶速度越快，所形成的晶粒越细，金属的力学性能就越好。因此，可通过控制结晶过程，使晶粒细化，以提高金属的力学性能。

四、金属的成形法

　　金属是非常坚硬的，目前金属大致有五种成形法：铸造、切削、选择性激光烧结、锻造和电铸。

（一）铸造（失蜡法）

　　这是传统的加工方法。大约2500年前，古人就用失蜡法铸造青铜器。1907年，美国人将其引入牙科领域。通常由牙医采集患者口腔的印模，灌成石膏模型后，再由技工在模型上完成义齿蜡型，经过包埋、除蜡，获得材料转换腔，最后将熔化的金属浇注到材料转换腔中形成铸件，这一过程称为铸造，可获得高精度的修复体。整个操作过程比较复杂和繁琐，并且它依赖于技工的手工操作，对技工的操作水平有较高的要求。另外，取印模、灌模型的过程中存在尺寸的误差，制作蜡型和包埋铸造也存在收缩与膨胀的问题，这些都会对修复体最终的精度产生影响。

（二）切削（去除法）

　　由于传统方法存在诸多弊端，20世纪70年代初期，义齿制作开始采用先进的CAD/

CAM 系统，即计算机辅助设计（Computer Aided Design）和计算机辅助制作（Computer Aided Manufacturing）。它通常由数据采集系统、数据处理系统和数控机床三部分组成。CAD/CAM 系统分为椅旁型和技工室型，区别在于数据采集对象。椅旁型是对患者口腔内的患牙及其邻牙进行扫描，获得数字印模；技工室型则是通过对印模或模型进行扫描，获得数字印模。印模转化为三维数字模型，然后技工室设计人员利用相关程序在数字模型上完成修复体的设计，生成一个可供数控机床执行的程序文件。最后数控机床按照程序自动加工，切除块状原料坯上多余的材料，获得形状、尺寸精度和表面质量都符合要求的修复体（图2－5、图2－6）。目前切削成形技术主要用于冠、桥、精密附着体及个性化种植体基台的加工，能加工的材料有钴铬合金、纯钛、二氧化锆及树脂。数控机床采用五轴系统，切削的刀头除了上下、前后、左右的运动，增加了左右旋转和加工件的前后旋转。加工精度可以达到头发丝直径的1/4（约0.01mm）。用数控机床加工义齿，无需制作蜡型和包埋铸造，不仅加工精度高，不污染环境，而且节约时间、人力和成本。

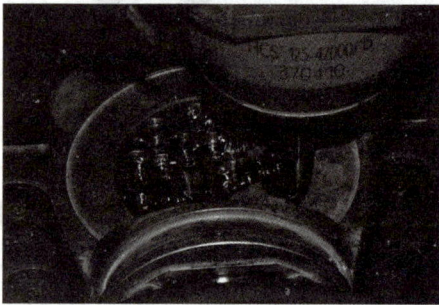

图2－5　数控机床正在加工纯钛冠、桥　　　　图2－6　加工完成后的纯钛冠、桥

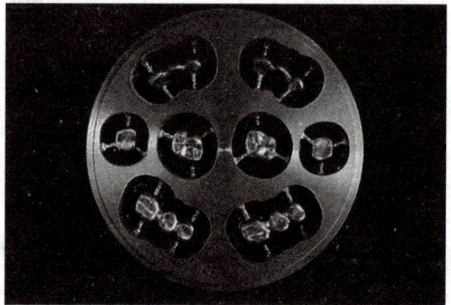

（三）选择性激光烧结（叠加法）

这也是一种 CAD/CAM 技术，不过切削成形是减法，所用原材料是块状的；而选择性激光烧结成形是加法，所用原材料是粉末状的。

首先用三维激光扫描患者的口腔或模型，获得相应数据后，在计算机上重建三维模型，技师完成修复体的设计后，再进行"成形方向"等工艺参数选择和切片处理，得到义齿的一系列截面轮廓的数据，将数据传递给激光烧结成形机（图2－7），顺序形成义齿的一层层截面轮廓薄片，并将这些薄片叠合成三维实体义齿工件。

激光烧结成形机由 CO_2 激光器、X－Y 扫描振镜、供粉活塞缸、成形活塞缸和铺粉辊等组成。

工作过程如下：先在工作台上用辊筒铺一层粉材，粉材上方的辐射加热器预热粉材至低于烧结点的温度，然后激光束在计算机的控制下，按照截面轮廓的信息，对加工义齿的实心部分所在的粉末进行加热，使粉末的温度升至熔化点，于是粉材颗粒熔化，相互粘结，逐步得到一层轮廓薄片。非烧结区的粉末仍呈松散状，作为义齿件和下一层粉末的支撑。一层成形完成后，工作台下降一截面层的高度，再进行下一层的铺粉和烧结，如此循环，最终形成加工的义齿。

供粉活塞缸、成形活塞缸和加热组件处于密闭的成形室内（图2-8），烧结金属材料时需在成形室内充入保护性气体（氩气）。目前可供使用的粉末有钴铬合金粉和钛粉。这种加工方法与切削相比提高了材料的利用率，大幅降低了加工成本。

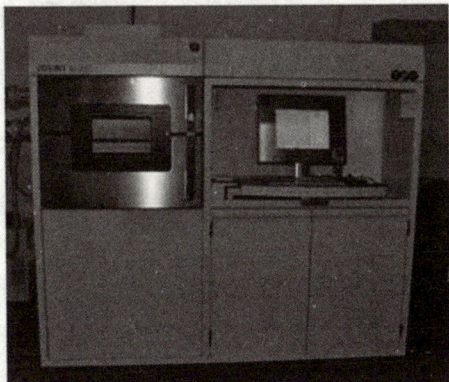

图2-7 激光烧结成形机（EOS）　　图2-8 成形室（箭头处为待加工的金属粉末）

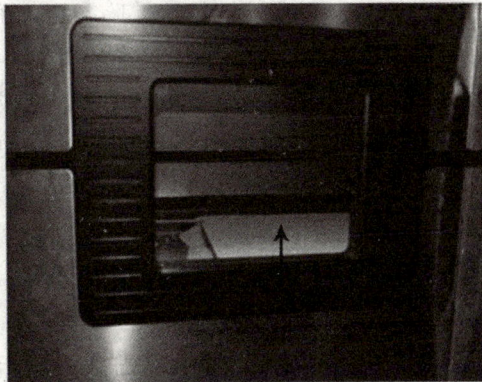

（四）锻造（冷加工法）

金属或合金在再结晶温度以下通过加工外力（拉、压、锤等）而产生的塑性形变称为锻造，如口腔工艺技术常用的不锈钢丝是锻造而成的。

（五）电铸（沉积法）

指利用电解过程，在导电性物质上镀上所需金属的方法。制作烤瓷冠的金属基底冠时所用的镀金法和金沉积都是电铸。

五、金属的腐蚀与防腐蚀

口腔是个湿润的环境，呈弱碱性，唾液里有各种电解质。金属制成的义齿如何才能做到在这样的环境不"生锈"？

（一）金属产生腐蚀的原因

1. 大气环境的影响，如氧气和硫化氢气体对金属的侵蚀。
2. 在高温时金属发生氧化或形成硫化物。
3. 酸、碱、盐溶液对金属的电化学腐蚀作用。

（二）腐蚀对金属义齿的侵害

1. 义齿表面发生的化学侵蚀（氧化和硫化等）会使义齿表面的颜色发生变化。唾液溶解的一些金属成分会影响人的味觉，也可能引起一些病变，如口腔黏膜发炎、胃肠病、肾病及神经系统的病变。
2. 两种不同的金属或合金在口腔中接触可形成原电池，发生电化学腐蚀，使材料表面变色或被破坏。

3. 金属内部有残余应力的部分将成为原电池负极而被腐蚀，它会使金属义齿产生裂纹，表面变粗糙，从而增加修复体断裂的危险。

4. 金属表面的裂纹、铸造缺陷和污物的覆盖可降低该处唾液氢离子的浓度，形成原电池正极，金属呈负极，由此产生腐蚀。

5. 晶粒边界侵蚀会使金属义齿的强度或可塑形性下降，脆性增加。

6. 成分与结构的不均一导致选择性侵蚀，会改变义齿合金的成分，进而改变合金的性质。

（三）防腐蚀的措施

1. 避免不同金属的接触。

2. 通过热处理减小或消除冷加工后所产生的应力。

3. 对工件表面进行良好抛光。

4. 避免工件表面出现缺陷，如有孔洞等缺陷应加以消除。

5. 在金属内加入某些抗腐蚀元素，如在钢中加入一定量的镍和锰，可减少钢内部的电化学腐蚀。

6. 使合金的组成均匀。

7. 采用氧化法在金属表面形成钝性氧化膜。如钛的表面常有一层高度致密的膜，就是氧化钛和氮化钛。钛表面的氧化膜可以对钛起到保护作用，抵御电化学侵蚀。

六、常用的纯金属元素

就义齿修复体而言，没有哪种单一金属元素的性能是合适的，因此需要将不同的元素结合在一起，以制成具有合适性能的牙科合金。用于牙科合金的金属元素可分为两大类，即贵金属元素和非贵金属元素。

（一）贵金属元素

贵金属元素包括金和铂族，铂族又包括钌、铑、钯、锇、铱、铂六种元素。贵金属元素在加热、铸造、焊接及口腔使用过程中的抗氧化性、抗失泽和耐腐蚀性能是非常好的。

1. 金（Au）

原子序数：79	抗拉强度：131MPa
空间晶格：面心立方晶格	弹性模量：82GPa
密度：19.32g/cm^3	延伸率：60%
硬度：25HB	热胀系数 α：14.3×10^{-6}/K
熔点：1063℃	颜色：金黄色

纯金质软，延展性好，具有华丽的黄色外观及强烈的金属光泽（图2-9），可被锤成0.0001mm厚的金箔，也可以拉成直径仅为0.003mm的金丝。金可以被冷焊，也就是说在室温下把两片金箔压在一起就可达到焊接的效果。人们称这种性能为"可黏合性"。虽然

金是金属中延展性最好的，但强度较低，几乎与铅一样软，因此必须与铜、银、铂及其他金属形成合金来提高其硬度、强度和弹性。作为一种贵金属，金具有很强的抗腐蚀能力，任何温度的空气和水都不会影响金的光泽。金能够耐受口腔环境，具有漂亮的颜色且易于加工，因此金是义齿金合金的主要成分。某些钯基合金和银钯合金中也含有金。

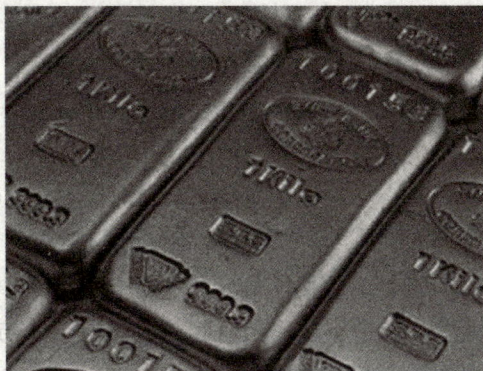

图 2 - 9 具有华丽黄色外观和金属光泽的金

2. 铂（Pt）

原子序数：78

抗拉强度：140MPa

空间晶格：面心立方晶格

弹性模量：173GPa

密度：21.45g/cm^3

延伸率：41%

硬度：50HB

热胀系数 α：8.99 × 10^{-6}/K

熔点：1769℃

颜色：灰白色

铂比金硬，其延展性稍低于金，可制成薄片或拉成细丝（图 2 - 10）。在化学方面，铂的稳定性是很高的。铂吸收碳（例如被煤气火焰烧烤）后会变脆，铂吸收磷、硅、锇、铅和硫后也会发生类似现象。铂的硬度与铜相似。由于铂的熔点较高，所以纯铂可以铂箔形式用于制作铂冠。铂箔具有比烤瓷更高温度的熔点，而且热胀系数与烤瓷很接近，足以防止温度变化过程中金属的扭曲或瓷的断裂。

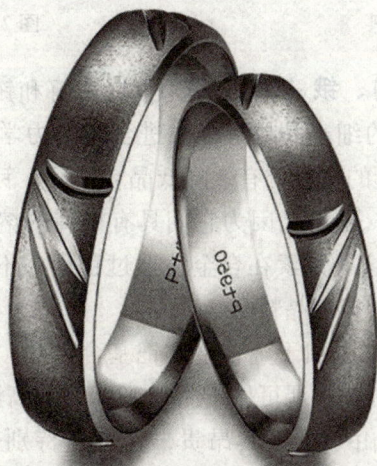

图 2 - 10 含量约为 95% 的铂饰品

铂也是高级齿科金合金的重要组成部分。铂可使晶粒细化，改善合金的性能，并提高其在口腔中的防腐蚀能力。钯基合金、银钯合金和钴铬合金中都含有铂。铂铱合金可以制作高强度的桩核。铂在自然界中往往与其他具有类似性质的贵金属形成混生矿。此类伴生金属均为铂族金属，它们是钌、铑、钯、锇、铱。

3. 钯（Pd）

原子序数：46 　　　　　　　　抗拉强度：184MPa

空间晶格：面心立方晶格 　　　　弹性模量：123.6GPa

密度：12.02g/cm^3 　　　　　　延伸率：30%

硬度：52HB 　　　　　　　　　热胀系数 α：11.86×10^{-6}/K

熔点：1552℃ 　　　　　　　　颜色：银白色

与金及其他铂族金属相比，钯的化学稳定性稍差（图 2-11）。当加热时，钯具有吸收大量氢气的特性，因此，纯钯不适用于口腔领域，但钯能与金、银、铜、钴、锡等元素结合组成合金而广泛用于口腔医学。在义齿技术中，钯是金合金、银钯合金和钯基合金的组成部分（图 2-12）。它可改善合金的抗腐蚀性，提高其力学性能和升高合金的熔点。钯是白色金属，在金钯合金中，钯的含量≥10%，合金就会呈白色。钯和其他元素组成的合金可以作为金合金的替代品，而且钯基合金的力学性能与许多传统金合金一样好。

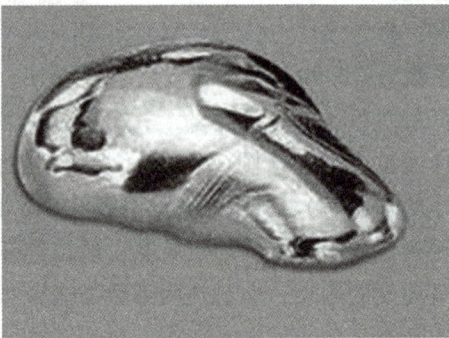

图 2-11　钯

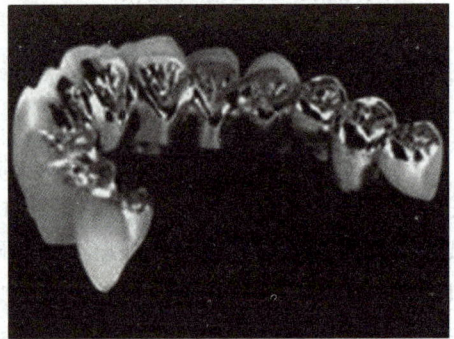

图 2-12　钯银合金烤瓷牙

4. 钌（Ru）、铑（Rh）、锇（Os）、铱（Ir）

钌和铱在牙科合金中作为晶粒细化剂使用，用量较少。合金的细小晶粒可以改进合金的力学性能和合金内部性能的均匀性。在合金中加入 0.005% 的铱就可有效降低晶粒尺寸。钌具有相似的作用。这些元素之所以能充当晶粒细化剂，主要是因为它们具有极高的熔点。钌的熔点是 2310℃，铱的熔点是 2410℃。因此，这些元素在合金铸造过程中并不能被熔化，在合金冷却时它们起到成核中心的作用，形成细晶粒合金。

铑的熔点为 1966℃，可添加于金合金和钯基合金中。铂和铑的合金可用于制作热电偶用丝材和加热线。这种热电偶可用于测量 1800℃ 的高温，如测定烤瓷炉内的温度。

锇的熔点为 3000℃。由于锇极其昂贵，且熔点特别高，因而不用于牙科铸造合金中。

（二）非贵金属元素

有多种非贵金属元素也能合金化，形成适合于牙科修复的合金。常用于牙科合金的非贵金属主要包括银、镍、钴、铬、铜、钛、钼。另外，有些非贵金属成分可作为改善合金性能、提高合金与瓷结合力的微量元素添加到合金组成之中，如锡、锌、铟、镓等。

1. 银（Ag）

原子序数：47　　　　　　　　抗拉强度：137MPa

空间晶格：面心立方晶格　　　弹性模量：82GPa

密度：10.5g/cm³　　　　　　延伸率：50%

硬度：26HB　　　　　　　　热胀系数 α：19.17×10^{-6}/K

熔点：961℃　　　　　　　　颜色：白色、有强烈的光泽

银在牙科中并不属于贵金属，其在口腔环境中腐蚀较严重（图2-13）。

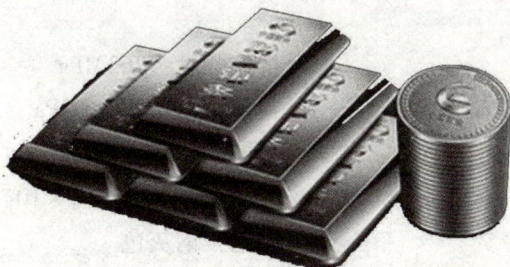

图2-13　含银量99.9%的银条与银币

银比金硬一些，在延展性和可锻性方面仅次于金。在各种金属中，银是最佳的导电体和导热体。在干净、干燥的空气中，银一般不会发生变化，但是银对硫具有很大的亲和力。银特别容易被硫化氢侵蚀，此时会生成硫化银（Ag_2S），它会在银表面形成黑色层。

熔化时银会吸收某些气体，特别是氧（可达到其体积的22倍），在凝固时银又会把气体放出来。此时会发生喷溅现象，也就是说涌出的气体会把液态银带出已经开始凝固的表面。加入铜和锌之后可减弱喷溅强度。假如已凝固的银面对溢出的气体形成过大的阻力，则这些气体会残留于银中而形成圆形空腔（气孔）。一部分被银吸收的氧也会以熔解的形式存在于固态银中。为了防止上述现象，含银的合金必须在真空状态而且有氩气保护下进行熔化。同时要注意合金不能过度加热，否则会使铸件产生气泡，形成小凹和粗糙表面。

银常以合金的形式存在于金合金、银钯合金和钯基合金中。银与钯和金可形成一系列固溶体。银可改善合金在铸造和焊接时的流动性，并可提高其热胀系数。高纯度银容易进行电铸成形，且已成为制作代型的常用方法。

2. 镍（Ni）

原子序数：28　　　　　　　　抗拉强度：420MPa

空间晶格：面心立方晶格	弹性模量：197GPa
密度：8.91g/cm³	延伸率：18%
硬度：100HB	热胀系数 α：13.3×10⁻⁶/K
熔点：1453℃	颜色：银白色（稍偏红色）

镍的许多性质与铁类似，但是镍比铁硬一些，并且具有很强的韧性。镍易于进行冷态变形加工。当温度不高于320℃时，镍是磁性材料。镍熔液可吸收大量气体，特别是氢。

从化学性能看，镍比铁稳定。镍在潮湿的空气中也不会生锈。当温度超过500℃时，镍会与氧发生反应。氧化镍的颜色为黄色至黄绿色。稀硝酸和浓硫酸会使镍的表面钝化，形成薄的氧化保护层。

镍与皮肤接触有可能引发过敏。镍尘粒进入体内会引起病理性组织变化。镍可作为以下合金的成分使用：镍铬合金、钴铬合金、牙科合金钢。镍铬合金以前被大量用于烤瓷基底冠，现在由于担心镍的过敏反应及引发的组织病理变化，在义齿合金中应用越来越少。镍铬合金的电阻特别大，因此，人们用它来制造预热炉的电阻丝。

3. 钴（Co）

原子序数：27	抗拉强度：263MPa
空间晶格：密排六方晶格	弹性模量：212.8GPa
密度：8.83g/cm³	延伸率：8%
硬度：125HB	热胀系数 α：12.2×10⁻⁶/K
熔点：1492℃	颜色：钢灰色

钴具有强烈的金属光泽，是磁性材料，在化学性能方面与镍类似。钴在潮湿的空气中也是稳定的。浓硝酸可使钴的表面钝化，形成保护层。

钴是钴铬合金的主要成分，牙科合金钢中也含有钴，某些钯基合金中也含有钴。在工具类硬质合金中，钴被用作黏合剂。一般钴铬合金中，钴的成分占60%以上。钴决定了合金的力学性能和其熔液良好的流动性。钴也参与合金表面氧化物的形成。

4. 铬（Cr）

原子序数：24	抗拉强度：520MPa
空间晶格：体心立方晶格	弹性模量：190GPa
密度：7.19g/cm³	延伸率：6%
硬度：350HB	热胀系数 α：6.2×10⁻⁶/K
熔点：1890℃	颜色：银白色（稍偏蓝色）

铬具有强烈的金属光泽，很硬，但很脆。在常温下，铬在潮湿空气中也不会生锈。其原因是在铬的表面会形成起保护作用的氧化膜。王水和浓硝酸可使铬钝化，生成起保护作用的氧化铬薄膜。吸入含铬的粉尘或蒸汽会对呼吸道造成刺激。

铬是钴铬合金和镍铬合金的重要组成部分。钴铬合金的化学稳定性主要由铬的含量决定。铸造非贵金属合金铬含量一般在25%～30%之间。

5. 铜（Cu）

原子序数：29	抗拉强度：220MPa

空间晶格：面心立方晶格   弹性模量：125GPa

密度：8.93g/cm³   延伸率：42%

硬度：35HB   热胀系数 α：16.4×10^{-6}/K

熔点：1083℃   颜色：红色

铜是唯一的呈红色的金属，是仅次于银的最佳导热体和导电体（图2-14）。

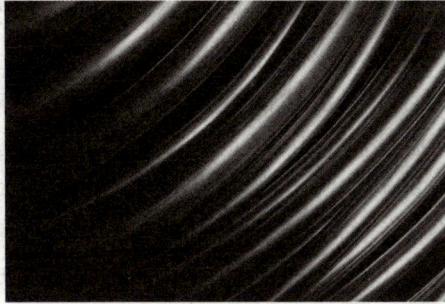

图2-14 铜线

    铜的化学稳定性也相当高。在空气中铜会缓慢氧化，在表面形成黄红色的氧化亚铜（Cu_2O）。此氧化层使铜的表面变暗和钝化，因此可防止其下面的铜被氧化。如果空气潮湿和含有二氧化碳，会在铜的表面生成绿色的保护层。该保护层由碳酸铜构成，当在空气中加热时，会形成黑色氧化铜。当温度超过1000℃时，该氧化物会释放出部分氧而转化为氧化亚铜。

    熔化的铜会吸收空气中的氧，在铜凝固时一部分氧会释放出来引起轻微的喷溅现象。残留的氧会使铜铸件中存在许多气孔。在铜中添加少量磷、硅、锰和铝会改善铜的可塑性。铜可与金及钯形成一系列固溶体，因此是牙科贵金属合金重要的成分。在银基合金中，银和铜的比率必须小心平衡，因为银和铜是不混溶的。铜也是牙科焊金的常用成分。

6. 钼（Mo）

原子序数：42   抗拉强度：1100MPa

空间晶格：体心立方晶格   弹性模量：336.6GPa

密度：10.28g/cm³   延伸率：20%

硬度：150HB   热胀系数 α：5.1×10^{-6}/K

熔点：2622℃   颜色：银白色

钼的硬度很高，但也能进行冷态加工。

    钼在空气中是稳定的。当温度超过600℃时，钼氧化生成白色的氧化钼。钼是镍铬合金和钴铬合金的重要成分，由于钼的熔点很高，因此它在上述合金中起晶粒细化剂作用。

7. 钛（Ti）

原子序数：22   抗拉强度：442MPa

空间晶格：低于882℃为密排六方晶格   弹性模量：105.2GPa

高于882℃为体心立方晶格   热导率：22.08W/（m·K）

密度：4.51g/cm³   延伸率：20%

硬度：120HB   热胀系数 α：11.9×10⁻⁶/K

熔点：1668℃   颜色：银白色（稍偏灰）

不同纯度的钛性能有很大差别。钛的性能与所含碳、氮、氢、氧等杂质含量有关。

钛是银白色的高熔点轻金属，强度高，硬度高，弹性模量低，但延展性良好，可进行冷态成形加工。钛有两种同素异构体，温度低于882℃为α-Ti，具有密排六方晶格；温度高于882℃为β-Ti，具有体心立方晶格。钛为电的良导体，但导热性很差。钛具有强大的气体吸收能力，当温度高于149℃时钛即开始吸收一些氢，当温度高于705℃时钛开始吸收氧，温度高于805℃时钛开始吸收氮。因此钛及钛合金只可以在真空中或惰性气体保护状态下进行熔化。钛的耐热性能好，高温下仍具有较高的强度。

钛具有很好的化学稳定性。在空气中，钛的表面会迅速形成起保护作用的氧化膜。钛在氢氟酸和热盐酸中会被迅速熔解掉。含氟牙膏也会对钛造成侵蚀。钛对 X 线具有半阻射性。

纯钛与机体组织相容性好，可用来做种植体、表面涂层，还被用于冠、桥、局部和全口义齿修复（图2-15）。另外钛合金也被大量用于义齿加工。各种钛合金的加工、组成、结构和性能都不同，锻造和铸造形式也存在差异。钛还可以改善合金在口腔中的防锈性。

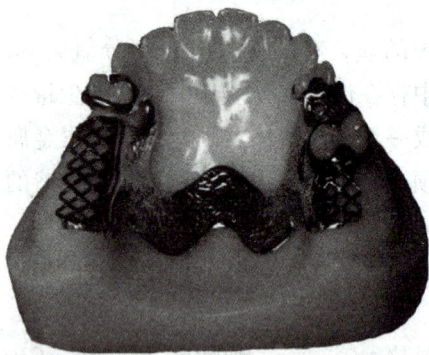

图2-15　纯钛制作的义齿支架

8. 锡（Sn）　锡是一种软且有光泽的白色金属，熔点为232℃。锡在贵金属合金中可使晶格扭曲，因此可改善其力学性能。在合金中添加约5%（重量）的锡，可提高热胀系数。含锡合金被加热时，其表面会形成氧化锡，这有助于提高瓷层与金属之间的粘合力。

9. 锌（Zn）　锌是一种蓝白色金属，在潮湿空气中会失去光泽，熔点为419℃。纯锌软且脆，强度低。在空气中加热时，易于形成密度相对低的氧化物。这一氧化性能在牙科合金中得到开发利用。在合金中加入1%~2%（重量）的锌，当合金熔化时，它起去除氧的作用。因此锌被称为去氧剂。如果锌含量大，会显著地增加合金的脆性。

另外锌也能改善合金的流动性。

10. 铟（In）　铟的熔点为 156.6℃，铟比铅还软，在纸上划过会留下明显痕迹。铟在空气中不会发生变化。在高温下，铟会被氧化而形成浅黄色的氧化铟（In_2O_3）。铟是现代贵金属合金的重要微量成分。它可使合金的晶格发生扭曲，因而可改善合金的力学性能。铟可形成具有粘合力的氧化物，它可使陶瓷粘合于金属上。此外，铟可提高合金的热胀系数。由于铟可降低合金的熔点，而且可以提高合金熔液的流动性，因此可用于焊金中。

11. 镓（Ga）　镓是一种微带灰色的金属，在干燥空气中稳定，在潮湿空气中会失去光泽。镓的熔点很低，只有 29.8℃，密度只有 5.91g/cm^3。牙科不使用纯镓，用它作为金基或钯基合金的成分使用，特别是烤瓷合金。镓的氧化物对于金－瓷结合非常重要。

第二节　合　金

义齿加工中很少采用纯金属，因为没有哪一种单一金属元素的性能是合适的，人们总是采用合金。金属与金属或非金属的混合物称为合金，制造合金的目的是为了改善金属的各种性能。

一、合金的结构与性质

（一）合金的结构

许多金属可以像液体那样混合在一起。为了得到合金，必须使相应的金属熔化。与液体一样，液态金属间也具有不同的溶解能力，比如酒精和水可以按任意比例调匀，许多金属混合后也具有类似情况。也有一些金属不能溶于其他金属，具有不相溶关系的金属是银和铁、锌和铅、铅和铁、银和镍。

为了制造合金，人们一般只选择那些可在液态相互溶解的金属。也就是说，这些金属在熔化后可形成均匀的金属溶液。此种均匀的溶液在凝固后根据金属间的溶解度可能出现三种情况：

1. 各合金成分在固态也以相应的混合比例互相溶解，结果是形成固溶体。

2. 各合金成分在固态完全不相溶解。均匀溶液凝固时，会出现完全脱混合现象（偏析现象），结果是形成共晶体。

3. 如果各合金成分可反应形成一种具有特定组成的新的化合物，称其为金属化合物。其特点是各合金成分的原子数目间有确定的比例关系，其组成可用化合物分子式表示。例如 $AuCu$、$AuCu_3$、Au_2Cu_3、Au_3Sn 等。

金属化合物通常比其初始成分硬一些和脆一些，一般金属化合物几乎不适于进行技术加工（镍钛合金丝除外）。

（二）合金的相

相是物质的一种状态，它以某种形式明显地区别于周围的物质。比如冰和水，虽然在化学上是同一物质，但它们有不同的原子排列，所以冰和水是不同的两个相。在冶金学上，如果合金的组成基本上是均匀的，则可认为该合金只有一个相。如果合金具有不同的组成区域，就称它为多相合金。

固溶体合金具有统一的晶粒，在每个晶粒中都含有合金的成分，而且其比例关系与合金熔液中的比例相同，这种晶粒称为混合晶粒。此种混合晶粒可形成统一且均匀分布的金相组织。

共晶体合金在凝固时发生脱混合现象，就可能生成晶体混合物。每种金属都形成自己的晶粒，在金相组织中，各种晶粒混排在一起，此种混合物是不均匀的。在义齿技术中很少对不均匀的合金进行加工，因为各晶粒具有不同的化学性质和机械性质，这样就使得此类合金的耐口腔腐蚀性和可抛光性均较差。

（三）合金的性质

1. 固相点与液相点　合金的熔解过程与纯金属不同。合金不是在某一熔点处熔化，而是在一个温度范围内熔化。也就是说，合金中熔点较低的成分先熔化，熔点较高的成分后熔化。合金熔解所对应的温度范围称为熔解区间。熔解区间的下界称为固相点。当合金温度低于固相点时，合金呈固态。熔解区间的上界称为液相点。当合金加热到温度高于液相点时，合金会完全熔化。当合金的温度处于固相点和液相点之间时，合金呈固液混合态。在合金熔解过程中，一部分已变成液态，另一部分仍为固态晶粒，此时合金呈粥状。合金温度升高越接近液相点，则液态部分所占的比例就越大。

合金的凝固过程正好是其熔解过程的逆过程。合金的凝固开始于液相点，结束于固相点。

在液相点处，合金中具有最高熔点的组分首先开始结晶。之后合金中熔点低一些的成分开始结晶。

2. 延展性和韧性　金属的延展性与温度有直接关系。加热之后的金属的延展性比未加热的金属要高。反之，温度越低其延展性就越差。例如，锻铁仅在高温加热后才能进行机械变形加工。

合金的延展性一般比所组成的金属低，这是由于添加其他金属而导致的，但是韧性比纯金属高。

3. 硬度　合金的硬度与其成分和温度有关。如果合金含高硬度的成分较多，其硬度就大。随着温度的升高，合金的硬度会下降，同时强度也会有所降低。反之，合金的硬度升高其强度也会升高。合金的硬度较其所组成的金属硬得多，金属经热处理后均可改变原有的硬度。

金属硬度的测定方法主要有布氏硬度法、维氏硬度法和洛氏硬度法。不同方法测定出的硬度值也不同。对于义齿合金来说，生产厂商提供的大多是维氏硬度值。

4. 导电性和导热性 合金的导电性和导热性均较原金属差，其中导电性减弱更明显。电流是电子流动形成的，电子在金属晶格间很容易运动形成电流，纯金属中就是这种情况。在合金的离子晶格中存在大量的金相组织缺陷（晶格畸变），晶格的这种畸变会妨碍电子的顺利流动，降低其导电性和导热性。

5. 耐腐蚀性 合金的耐腐蚀性与其结构及组成有关。在合金中加入一定量的抗腐蚀元素如铬、镍、锰和硅等，可提高合金的耐腐蚀性。

二、合金的分类与应用

（一）合金的分类

1. 按合金的组成分 可分为两大类，即贵金属合金和非贵金属合金。国际标准化组织（ISO）、美国牙科协会（ADA）和我国国家标准（GB）均已明确规定：合金中贵金属元素总含量不小于 25% 的合金属于贵金属合金。贵金属元素包括金（Au）、钌（Ru）、铑（Rh）、钯（Pd）、锇（Os）、铱（Ir）、铂（Pt）。

最近的 ADA 标准将合金分为三类，第一类为高贵金属合金，其中贵金属含量≥60wt%，且金元素含量≥40wt%；第二类为贵金属合金，其中贵金属含量≥25wt%，但不规定金元素的含量多少；第三类是非贵金属合金，其中贵金属含量 <25wt%。

2. 按合金加工方法分 可分为铸造用合金、锻造用合金、焊接用合金、切削用合金、激光烧结成形用合金等。

（二）合金在口腔中的应用

1. 贵金属合金的应用 贵金属合金可用于固定修复和活动修复。固定修复包括烤瓷冠桥、铸造冠桥、嵌体、桩核、精密附着体和种植义齿的修复；活动修复一般只用于义齿支架。

2. 非贵金属合金的应用 非贵金属主要用于如下方面：

（1）铸造钴铬合金 用于活动义齿支架、烤瓷冠桥和铸造冠桥。

（2）铸造镍铬合金 用于烤瓷冠桥和铸造冠桥。

（3）铸造钛及钛合金 用于活动义齿支架、烤瓷冠桥、铸造冠桥和种植体。

（4）锻造不锈钢合金 用于活动义齿、正畸治疗和成品冠。

第三节 贵金属合金

一、铸造用合金

（一）类型与组成

贵金属合金根据合金中贵金属含量的多少可分为高贵金属合金和贵金属合金（图

2 – 16）。

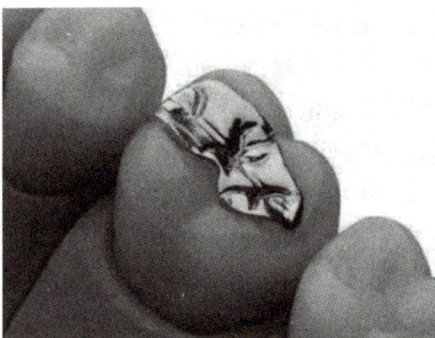

图 2 – 16　铸造用贵金属合金制作的嵌体

1. 高贵金属合金　高贵金属合金主要有三组：

（1）**金 – 银 – 铂合金（Au – Ag – Pt）**　熔解区间：1045℃ ~ 1140℃。

此种高贵金属合金中不含铜，所以它可以避免铜释放而产生的不利颜色变化。与一般的铸造合金相比，此类合金含有较多的金和铂。在进行热处理时，此类合金几乎不变色，因为其他非贵金属成分只形成颜色很浅的氧化物。不含铜的此类铸造合金都可进行淬火硬化。银可增强合金的强度，提高合金的流动性；铂加入金中可以提高合金的硬度和弹性，加强合金的稳定性，并使金的黄色变浅。铱的熔点很高（2410℃），在合金铸造过程中是不熔化的，因此当合金冷却时它可作为晶核使晶粒细化，从而改善合金的力学性能。

成分：

金（Au）：78.1%。

银（Ag）：11.5%。

铂（P）：9.9%。

铱（Ir）：微量。

（2）**金 – 铜 – 银 – 钯 I 型合金（Au – Cu – Ag – Pd）**　熔解区间：910℃ ~ 965℃。

此种高贵金属合金中金含量高，并添加了铜，因此其颜色为深黄色。该合金中还含有银、钯、锌、钌。银可以中和由于铜所产生的红色；钯可作为金的替代品，钯合金的力学性能甚至优于传统的金合金；铜可增加合金的强度，并可降低合金的熔点；锌可作为一种还原剂，起到抗氧化的作用，还能改善合金的流动性；钌的熔点也很高（2310℃），作用类似于铱，起晶粒细化的作用。

成分：

金（Au）：76%。

铜（Cu）：10.5%。

银（Ag）：10%。

钯（Pd）：2.4%。

锌（Zn）：1%。

铂（Pt）：0.1%。

钌（Ru）：微量。

（3）金－铜－银－钯Ⅱ型合金（Au－Cu－Ag－Pd）　熔解区间：870℃～920℃。

此类高贵金属合金中金含量<60%，提高银的含量以补充金含量的下降。这类合金中钯的含量也可略多。

成分：

金（Au）：56%。

铜（Cu）：11.8%。

银（Ag）：25%。

钯（Pd）：5%。

锌（Zn）：1.7%。

铂（Pt）：0.4%。

铱（Ir）：微量。

2. 贵金属合金　贵金属合金主要有四组：

（1）金－铜－银－钯Ⅲ型合金（Au－Cu－Ag－Pd）　熔解区间：865℃～925℃。

成分：

金（Au）：40%。

铜（Cu）：7.5%。

银（Ag）：47%。

钯（Pd）：4%。

锌（Zn）：1.5%。

铱（Ir）：微量。

（2）金－银－钯－铟合金（Au－Ag－Pd－In）　熔解区间：875℃～1035℃。

此种合金中金的含量只有20%，并含有大约40%的银、21%的钯和16.5%的铟，所以也可以称其为银金合金。此合金是金合金和银合金之间的过渡品种。该合金的含金量等于或稍高于含钯量，呈黄色。铟可作为锌的替代元素，提高合金的硬度，降低铸造温度。

成分：

金（Au）：20%。

银（Ag）：38.7%。

钯（Pd）：21%。

铟（In）：16.5%。

锌（Zn）：3.8%。

（3）钯－铜－镓合金（Pd－Cu－Ga）　熔解区间：1100℃～1190℃。

此种合金为钯铜合金。其中含有极少量的金，含有77%的钯，颜色为白色。镓可降低合金的熔点，而且氧化镓对金瓷结合有重要意义。

成分：

钯（Pd）：77%。

铜（Cu）：14%。

镓（Ga）：7%。

金（Au）：2%。

（4）银钯合金（Ag-Pd） 熔解区间：1020℃~1100℃。

该合金的基本成分为银。在合金中添加钯会使合金的颜色保持稳定，并明显改善合金的力学性能。由于该合金颜色偏白，因此也被称为白色贵金属合金。

此种合金在"二战"之后得到广泛应用。此类合金的加工要求较高，必须在具备真空和氩气保护的条件下进行铸造加工。

成分：

银（Ag）：70%。

钯（Pd）：25%。

锌（Zn）：2%。

铟（In）：3%。

（二）性能

1. 熔化范围 在铸造过程中熔化范围越小越好，因为合金如果长时间处于熔化状态易被氧化和污染。合金的液相点温度决定了铸造过程中的失蜡温度、包埋材料的类型和加热方式。一般来说，失蜡温度要低于液相点约500℃，如果失蜡温度近700℃或更高，应选用磷酸盐包埋材料。用乙炔加空气电弧铸造适用于液化温度低于1100℃的合金。高于1100℃的合金可以使用乙炔加氧电弧铸造法或电传导铸造法。焊接时合金只能加热到固相点温度下50℃，以防止局部熔化。

2. 密度 密度大的合金铸造时进入材料转换腔的速度更快，更容易形成完好的铸件。

3. 硬度 硬度可以反映合金在咬合压力下抵抗局部永久变形的能力。大多数贵金属合金的硬度低于牙釉质（343HV），也比非贵金属合金的硬度低。如果合金的硬度超过牙釉质，会造成对𬌗牙釉质的磨耗，而且硬度高的合金难以抛光。ADA根据合金的力学性能将贵金属合金分为四型（表2-1）。

表2-1 铸造贵金属合金分类（按力学性能）

合金类型	质地	用途	屈服强度（退火，MPa）	延伸率（退火,%）	布氏硬度（HB）
Ⅰ	软	受力小的修复体，如某些嵌体	<140	18	45~70
Ⅱ	中等	受力中等的修复体，如高嵌体	140~200	18	80~90
Ⅲ	硬	受力大的修复体，如冠、缺牙间隙短的固定义齿	201~340	12	95~115
Ⅳ	超硬	受力很大的修复体，如较薄的全冠、缺牙间隙长的固定义齿、可摘局部义齿等	>340	10	130~160

4. 屈服强度 它是合金发生永久变形时的应力，是材料是否可以在口腔中应用的

判定标准。贵金属合金屈服强度变化范围较大，一般在 260~1100MPa 之间，可用于制作几乎所有的修复体。

5. 延伸率　反映合金的可延展性，可影响合金的抛光性能。延伸率高的合金在抛光过程中不会被折断。但在冠桥修复时，延伸率不能太大，否则会影响桥体的刚性。贵金属合金延伸率在 8%~30% 之间。

6. 生物相容性　贵金属合金的生物相容性良好，对人体无明显的毒性和刺激性。

7. 化学性能　在口腔环境中贵金属合金的化学性能稳定，具有良好的耐腐蚀性，但含铜、银较多的合金，耐腐蚀性相对较差。

（三）热处理

铸造贵金属合金的良好力学性能与热处理有很大关系。热处理方法有软化热处理和硬化热处理两种。

1. 软化热处理　软化热处理使合金的结构均匀，延展性提高，强度和硬度降低。方法：加热到 700℃，维持 10 分钟，立刻投入室温冷水中。

2. 硬化热处理　硬化热处理可提高合金的力学性能，降低延展性，在硬化热处理前，必须先进行软化热处理。方法有两种：

①加热至固相点下 700℃，缓慢冷却，使结构普遍转化。

②加热至 425℃，在 425℃~250℃ 之间维持 10~15 分钟，使有序固溶体形成，再投入冷水中。

二、烤瓷用合金

这种合金可与陶瓷材料在高温条件下结合在一起，制作出既美观又坚固的金属烤瓷修复体。详细内容见第四节。

三、锻造用合金

锻造合金是采用轧、冲、拉伸、锤打等机械加工方法成形的合金。锻造合金的应用特点是在常温下将合金片或丝进行机械加工（锤压、弯曲等）及必要的热处理，以制作成修复体或修复体的附件，如可摘局部义齿的卡环丝、附着体。

（一）组成

典型锻造贵金属合金的组成见表 2-2。

表 2-2　典型锻造贵金属合金的组成（wt%）

合金	Ag	Au	Cu	Pd	Pt	其他
Pt-Au-Pd 铂-金-钯	-	27	-	27	45	

续表

合金	Ag	Au	Cu	Pd	Pt	其他
Au – Pt – Pd 金 – 铂 – 钯	–	60	–	15	24	Ir 1.0
Au – Pt – Cu – Ag 金 – 铂 – 铜 – 银	8.5	60	10	5.5	16	
Au – Ag – Cu – Pd 金 – 银 – 铜 – 钯	18.5	63	12	5	–	Zn 1.5

（二）性能

锻造合金应具有适当的屈服强度和很好的弹性，既便于进行形状调整，又可保证在使用中不发生永久变形，而且延伸率要保证调整形状时不折裂。典型锻造贵金属合金的性能见表2 – 3。

表2 – 3　典型锻造贵金属合金的性能

合金	固相点 （℃）	颜色	0.2%屈服强度（MPa） （软态/硬态）	延伸率（%） （软态/硬态）	维氏硬度（GPa） （软态/硬态）
Pt – Au – Pd 铂 – 金 – 钯	1500	白色	750	14	2.7
Au – Pt – Pd 金 – 铂 – 钯	1400	白色	450	20	1.8
Au – Pt – Cu – Ag 金 – 铂 – 铜 – 银	1045	白色	400	35	1.9
Au – Ag – Cu – Pd 金 – 银 – 铜 – 钯	875	黄色	400/750	35/8	1.7/2.6

四、钎焊用合金

如果两个金属部件通过第三种金属的加入而连接在一起就称为钎焊。

（一）分类

钎焊用合金分为两类：软焊金和硬焊金。软焊金如铅 – 锡合金，熔点很低，易于操作，但不耐腐蚀，多用于工业；牙科使用的多为硬焊金，如金基焊金、银基焊金。

（二）理想焊金应满足的条件

1. 熔化后具有充分的流动性，扩散性高，能均匀流动到焊接面上。
2. 成分、强度、颜色与被焊金属接近，可形成不显眼的焊接头。

3. 熔点必须低于被焊金属。

4. 在加热和应用过程中有良好的耐腐蚀性和抗玷污性。

（三）牙科使用的焊金

1. 金基焊金　金基焊金主要由金、银、铜组成，还含有少量的锡、锌，有时加入磷来改善熔化温度和流动性。熔化范围：750℃～870℃，焊金的熔化温度必须低于被焊合金，否则被焊部件在操作过程中会熔化。一般而言，焊金的熔化温度至少比被焊合金低 56℃。焊金的性能会受操作方法的影响，因此必须严格按照推荐方法操作。钎焊时应充分加热至焊金融化温度，一旦焊金流入焊接处，应尽快停止加热。主要用于金合金的焊接，还可用于 18－8 不锈钢、镍铬合金、钴铬合金的焊接。焊媒为硼砂。

焊媒呈玻璃态物覆盖于金属表面，可使被焊金属不被氧化或减少氧化，而且还能使已形成的氧化物杂质分解除去，达到牢固焊接，防止假焊现象发生。

2. 银基焊金　银基焊金在牙科主要用于焊接正畸矫治器。银基焊金由银、铜、锌组成，有时还含有少量的镉、锡或磷，以降低熔化温度。熔化范围：860℃～950℃。银基焊金的耐腐蚀性较差，但强度与金基焊金相当。银基焊金除焊接银合金外，还可用于不锈钢或其他非贵金属修复体及矫治器的焊接。银基焊金同样以硼砂做焊媒。

3. 锡焊合金　锡焊合金是一种铅－锡合金，其组成是锡（66%）和铅（33%），熔点为 183℃。由于熔化温度低，可用简单工具如热烙铁来熔化焊金。锡焊合金主要用于制作和修理义齿，以及矫治器过程中，为防止卡环、𬌗支托、支架和附件等移位而做的暂时性焊接。焊媒为松香。

第四节　非贵金属合金

一、铸造用合金

铸造用合金目前主要有三种：钴铬钼合金、镍铬合金、纯钛和钛合金。

（一）钴铬钼合金与镍铬合金

1. 钴铬钼合金　钴铬钼合金具有良好的可铸性，并且耐腐蚀。从 1929 年美国研制出称为维他灵（Vitallium）的钴铬钼合金以来，越来越多的局部义齿开始采用此类合金制作金属支架（图 2－17）。

（1）**组成**

钴：60%～80%。

铬：25%～30%。

钼：4%～8%。

另外还有微量铁、锰、碳和硅等。

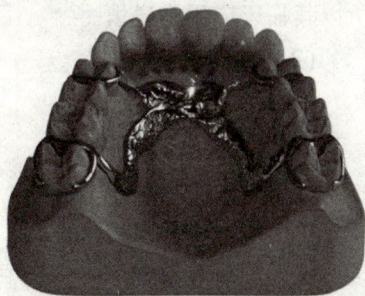

图 2－17　"维他灵"支架义齿

钴作为合金的主要成分决定了合金具有良好的力学性能和良好的可铸性。

合金的化学稳定性主要由铬含量来决定。铬可使合金的表面钝化，形成防腐蚀保护层。为了使合金具有足够的抗腐蚀能力，合金的含铬量不得低于25%，但是当合金中铬含量高于30%，合金又会很难铸造，因此一般铬的含量为25%～30%。

钼的熔点很高（2622℃），可使合金的晶粒细化，从而改变合金的力学性能。另外，钼还可保护合金，使其不发生渗碳现象，因为钼在一定条件下可与碳反应形成碳化钼。

铁可改善合金的力学性能，铁含量一般不超过2%。

锰和硅的作用类似钼。碳的含量不超过0.6%，它的作用主要是提高合金的硬度。

（2）性能

密度：7.8～8.4g/cm³

弹性模量：200～270GPa

维氏硬度：300～428HV

延伸率：7.8%～12%

固相点：1200℃～1350℃

固态收缩率：2.45%～2.55%

液相点：1305℃～1410℃

颜色：类似于铂

钴铬钼合金强度高，力学性能优良，可以用于制作支架式活动义齿。

在铸造时应特别注意不可使合金过热，否则合金的晶粒会过分粗大。如果过热值达到200℃，机械强度就会下降约10%。铸造后缓慢地冷却能提高合金的延展性。

由于钴铬钼合金的固态收缩率为2.45%～2.55%，此收缩值是相当大的，而且其要求的预热温度又较高，所以应采用不同于贵金属铸造时所用的包埋材料。

2. 镍铬合金

（1）组成

镍：59%～74%。

铬：21%～26%。

铁：0～9%。

钼：3%～5%。

硅：1.0%～1.5%。

锰、碳、硼<1%。

合金的基本成分镍的作用类似于钴，只是钴比镍更能提高合金的弹性模量、强度和硬度。镍铬合金的流动性优于钴铬钼合金。目前，有关镍铬合金过敏的报道时有出现，所以其临床应用应谨慎。

（2）性能

密度：8.1～8.5g/cm³

弹性模量：165～212GPa

维氏硬度：185～220HV

延伸率：6%～17%

固相点：1220℃～1325℃

颜色：类似于铂

液相点：1260℃～1400℃

镍铬合金的加工方法类似于钴铬钼合金。

（二）纯钛和钛合金

用钛制作的义齿有许多优点。钛的比重小，耐腐蚀，具有良好的生物相容性。在口腔中无味，不容易因传导口腔冷热刺激而引起疼痛（因为钛的导热率低）。钛还具有 X 线半阻射性，利于对完成的义齿内部进行检查。目前，几乎所有的义齿件都可以用钛制作。钛是同素异构体，在低于882℃时为 α 相；在882℃以上为 β 相。利用钛的上述两种结构的不同特点，添加适当的合金元素就可得到不同的钛合金。氧、氮、碳和氢是钛合金的主要杂质。氧和氮在 α 相中有较大的溶解度，对钛合金有显著强化效果，但却使塑性下降。通常规定：钛中氧和氮的含量分别在 0.15% ~ 0.2% 和 0.04% ~ 0.05%。氢在 α 相中溶解度很小，钛合金中溶解过多的氢会产生氢化物，使合金变脆。通常钛合金中氢含量控制在 0.015% 以下。氢在钛中的溶解是可逆的，可以用真空退火除去。

1. 钛合金的分类 钛合金可分为三类：α 钛合金、β 钛合金和 α + β 钛合金。中国分别以 TA、TB、TC 表示。

（1）**α 钛合金** 它是 α 相固溶体组成的单相合金，高温热稳定性较好，耐磨性高于纯钛，可切削性能好，可焊接，抗氧化能力强。在 500℃ ~ 600℃ 的温度下仍保持其强度和抗蠕变性能，但不能进行热处理强化，室温强度不高。口腔常用的 α 钛合金有钛 –12 锆 –3 钼合金（钛 – 锆合金）和钛 –3 铝 –2.5 钼 –2 锆合金（钛 –75）。

（2）**β 钛合金** 它是 β 相固溶体组成的单相合金，未热处理即具有较高的强度，具有延展性，室温强度可达 1372 ~ 1666MPa；热稳定性较差，不宜在高温下使用。可切削性能也较差。

（3）**α + β 钛合金** 它是双相合金，具有良好的综合性能，组织稳定性好，有良好的韧性、塑性和高温变形性能，能较好地进行热压力加工。其热稳定性次于 α 钛合金。可切削性能一般，且难于焊接。口腔常用的 α + β 钛合金有：钛 –6 铝 –4 钒合金（ZTC4）和钛 –6 铝 –7 铌合金。ZTC4 使用最为广泛。

2. 钛合金的特点

（1）**比强度高** 钛合金的密度约为钢的 60%，一些高强度钛合金超过了许多合金结构钢的强度。因此钛合金的比强度（强度/密度）远大于其他金属结构材料，可制出单位强度高、刚性好、质轻的义齿零、部件。

（2）**抗腐蚀性好** 钛合金在口腔环境中对点蚀、酸蚀、应力腐蚀的抵抗力特别强；在体外对碱、氯化物、氯的有机物、硝酸、硫酸等有优良的抗腐蚀能力。但钛对具有还原性氧及铬盐介质的抗腐蚀性差。

（3）**化学活性大** 钛合金的化学活性大，与大气中 O、N、H、CO、CO_2、水蒸气、氨气等产生强烈的化学反应。含碳量大于 0.2% 时，会在钛合金中形成硬质 TiC；温度较高时，与 N 作用也会形成 TiN 硬质表层；在 600℃ 以上时，钛吸收氧形成硬度很高的硬化层；氢含量上升也会形成脆化层。吸收气体而产生的硬脆表层深度为 0.1 ~ 0.15mm。钛合金的化学亲和性也大，易与摩擦表面产生黏附现象，因此打磨、抛光难度较大。

（4）**热导率低，弹性模量小**　各种钛合金的热导率比钛约下降50%。钛合金的弹性模量约为钢的1/2，故其刚性差，易变形，不宜制作细长杆和薄壁件。切削时加工表面的回弹量很大，为不锈钢的2~3倍。

（5）**生物相容性好**　钛合金具有优异的生物相容性。不过腐蚀会导致金属离子的释放，可能引起局部组织的不良反应，反应程度与释放金属离子的种类和量关系密切。钛、锆、铌离子对人体影响较小，钒离子有一定的细胞毒性，对呼吸系统和造血系统有损害，铝离子通过铝盐在体内的蓄积可导致器官损伤。有文献报道称，铝可以引起骨软化、贫血、神经系统紊乱等。

3. 纯钛的分级　含钛99%以上的称为纯钛。市售纯钛按其杂质含量分为三种级别。虽然这些成分看上去仅有轻微的浓度差异，但实际上对钛的物理和力学性能有显著的影响，这一点应特别注意（表2-4）。

ZTA1 含氧0.25%，铁0.25%，氮0.03%，碳0.10%，氢0.015%，硅0.10%，其他0.40%。

ZTA2 含氧0.35%，铁0.30%，氮0.05%，碳0.10%，氢0.015%，硅0.15%，其他0.40%。

ZTA3 含氧0.40%，铁0.40%，氮0.05%，碳0.10%，氢0.015%，硅0.15%，其他0.40%。

表2-4　各种纯钛及钛合金的力学性能

类别	0.2%屈服强度（MPa）不小于	弹性模量（GPa）不小于	抗拉强度（MPa）不小于	延伸率（%）不小于
ZTA1	275	106	343	20
ZTA2	373	106	441	15
ZTA3	471	106	539	12
ZTC4	824	110	892	6

纯钛和钛合金可应用于义齿的各个领域，可用于制作嵌体、冠、桥、烤瓷牙和铸造支架式义齿。

纯钛的密度低，大约是许多非贵金属的一半。材料的密度决定了义齿的重量，对于可摘义齿来说其上颌部分应尽可能轻，因此往往用钛来制作义齿腭板（图2-18）。

纯钛弹性模量大约是其他非贵金属的一半。纯钛的力学性能低于钴铬合金，因此钛制卡环应比钴铬卡环粗一些。

4. 纯钛的铸造　纯钛由于熔点高（1668℃），密度低，化学性质活泼，因此铸造比较特殊和困难。为了避免与空气中的气体发生反应，必须保证纯钛在真空和氩气保护的环境下进行熔化。否则钛的表面就会被污染，其强度和延展性都会降低。

纯钛的熔解方式与其他合金大不相同。普通合金采用的是高频方式熔解，纯钛采用的是电弧熔解法，也就是通过电弧棒放电产生的电弧将其熔解。

熔解纯钛使用的坩埚有两种：一种是石墨坩埚，另一种是铜坩埚。使用石墨坩埚对

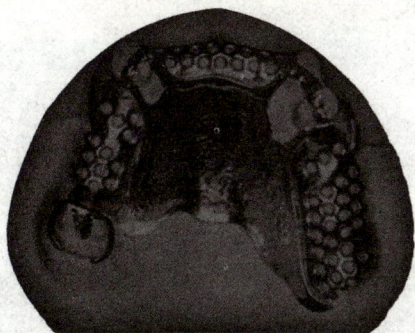

图 2-18 纯钛腭板

纯钛进行熔解时会存在以下风险：由于纯钛的化学性质活泼，在高温下熔解会与石墨坩埚中的某些成分发生反应，从而降低其力学性能。使用铜坩埚不会有这样的风险。

纯钛熔化的好坏决定了铸件的质量。牙科所用的非贵金属合金大部分是圆柱状，而纯钛是直径 2.5cm、厚 1.3cm 的块状，俗称钛块。钛块重 30g，首次铸造只能用一个钛块，熔化后还会剩余未熔掉的一部分，俗称底座。底座的大小取决于熔化的好坏。在熔化极佳的情况下，底座通常会剩下 5~6g；相反会剩下 10g，甚至更多。对离心铸造机而言，熔化了的合金越多，产生的离心力就越大。纯钛的密度低、重量轻等特点给铸造带来一定的困扰，只有保证其熔化能够达到最佳状态，可利用的金属多，才能铸造出优质的铸件。

5. 钛及钛合金铸造过程中容易出现的问题

(1) 铸件表面反应层过厚 钛容易与包埋材料中的某些元素发生反应，在表面形成硬且易碎的反应层，它会直接影响铸件的力学性能和精度。在包埋材料中掺入 CaO、MgO 和 ZrO，可在一定程度上降低钛与包埋材料的表面反应程度。为了进一步降低熔化合金与包埋材料的反应，铸造时铸圈的焙烧温度通常不超过 800℃，但注意温度过低会影响包埋材料的热膨胀。

(2) 铸件容易出现内部气孔 产生气孔的原因有：①钛的密度低，在离心铸造中的流动容易形成气体；②包埋材料与熔融钛反应产生气体；③钛液与材料转换腔内壁接触形成的凝固外层阻碍内部气体排出；④熔炼室内氩气压力过大；⑤铸道和排气道设计不合理；⑥包埋材料的透气性不好；⑦金属从液态到固态时产生缩孔；⑧纯钛在熔化过程中没有达到最佳状态，导致可利用的金属少。

(3) 铸造不全 离心法浇铸的铸钛机铸入率较高，铸道粗的比细的铸入率高，氩气压力太大使氩气不能从材料转换腔中排出而造成铸件铸造不全，因此必须控制适宜的氩气压力。铸造不全也可能是铸造机的离心力不足或者熔化没有达到最佳状态导致可利用的金属不够。

知识链接

钛的打磨、抛光

钛熔点高，且在高温下性质活泼，在铸造过程中钛表面易氧化，并与包埋材料中的Si、Al、Mg等成分发生反应，形成脆而硬的反应层，而且钛的导热系数小，摩擦系数高，与氧亲和力极强，使其在打磨和抛光过程中易产生烧伤和氧化，故钛和钛合金被认为是最难打磨与抛光的金属之一。

由于钛的热传导率低于钴铬合金，打磨时易发生过热反应，当打磨温度达800℃~1000℃时会引起金属表面结晶发生变形，影响其力学性能，造成打磨硬化现象。因此，钛件磨平时应使用产热少、不含氧化物的小型磨头，高速、轻压力、点状打磨，以确保在打磨过程中不产生硬化现象。

钛件的抛光是在磨平处理后，去除表面的污染层。钛件的常用抛光方法有机械法、电解法、化学法、超声法。

对于机械抛光所需的器械、磨料、程序等学者们看法不一。有学者认为，依次使用氧化铝砂轮、绿橡皮轮、白橡皮轮、湿绒轮加浮石粉、毡轮加抛光粒混合物、毡轮加红铁粉以及皮轮加红铁粉进行抛光可获得最满意的效果。抛光时用钛件抛光专用抛光剂在高速、轻压力下进行。钛件在抛光后应放置十分钟，以使其表面形成致密的氧化保护层。然后再清除残余抛光剂，就可使抛光的表面长期保持光洁状态。

化学抛光是采用钛件化学打磨的打磨液HF与HNO_3按一定比例混合的溶液，其中HF对钛起溶解作用，HNO_3使钛表面钝化形成氧化膜，起到保护作用。

电解抛光是目前对Co-Cr合金等牙科硬质合金的常规抛光方法之一。但含水磷酸电解液可使纯钛表面瞬时产生较厚的氧化膜，使其钝化而呈稳定状态。故钛件的电解需使用特制的电解液。目前的钛电解抛光液性能不太稳定。

超声波抛光的优越性在于它可以到达窝、沟和狭窄部位，对于精度要求高的打磨面可达到无磨削纹理；超声波打磨所用磨头是高频振动，振幅较小，对于大面积铸件抛光效率低，但对于细小部位的抛光具有显著优势。

二、烤瓷用合金

为了制作出机械强度高和美学性能好的义齿，人们把陶瓷材料引入到义齿技术中。由于陶瓷和金属这两种材料的物理性质有很大差别，瓷体很容易崩裂或从金属支架上脱落。直到1950年，美国人成功地将这两种材料结合在一起，即金属烤瓷技术。它是以铸造合金为基底，表面熔附一层烤瓷。这种修复体兼有金属材料的强度和韧性以及陶瓷材料的美观性，也有人称其为瓷熔附金属修复体。此种修复体一经推出就很受欢迎，到目前为止依然是口腔冠桥修复中应用最广泛的技术。

（一）对金 – 瓷系统的要求

1. 合金的熔化温度要高于瓷料的熔化温度　瓷料的烤制温度越接近合金的固相点，合金在烤瓷期间的热态强度下降越多，这样较长的桥就容易出现金属基底的严重变形。为了防止合金在热态发生严重变形，要求合金的熔化温度至少比瓷料高100℃。

2. 瓷料必须易于润湿合金　目的是防止在金瓷界面形成气孔。一般接触角应小于60°。

3. 瓷料应与金属基底产生良好结合　这两种材料的结合受到多种因素的影响，其中氧化物结合的作用最为重要。在当今的烤瓷合金中，主要采用铟、锡、锌和铁来形成氧化物结合层。

4. 瓷与合金的热胀系数应接近　一般合金的热胀系数略高于瓷的热胀系数（约0.5×10^{-6}/K）。这样在冷却过程中，瓷受到的是压缩力（瓷耐压而不耐拉），金瓷可以更紧密地结合在一起。

5. 合金必须具有较高的机械强度和较高的弹性模量　这样合金在口腔中即使承受强大负荷也能保持其形状，否则义齿上的瓷层会由于金属的形变而产生裂纹或崩裂。

6. 合金的氧化物不能太厚或明显改变合金的颜色　合金的氧化层不能太厚，加热温度过高或时间过长都会使所形成的氧化层太厚。金属氧化物的热胀系数不同于合金和瓷体，如果被结合的两种物料间存在过厚的氧化层，金瓷结合界面便会产生附加应力。这样当义齿承受负荷时，氧化层会破裂或脱开金属表面导致瓷层崩落。应力求产生浅色的氧化层，不得明显改变合金的色调。在工作中，氧化加热根据具体的合金采用不同的温度和时间。有些合金第一次加热就会产生过多的氧化物，必须用喷砂法加以清除。

7. 合金的可铸性能应良好　易于制得精确铸件，且高温蠕变小。

8. 修复体的合理设计是关键　牙齿的预备应当为合金和瓷提供足够空间，金属与瓷的结合部位应尽可能远离与对颌牙接触的区域。

（二）贵金属烤瓷合金

贵金属烤瓷冠见图2 – 19。

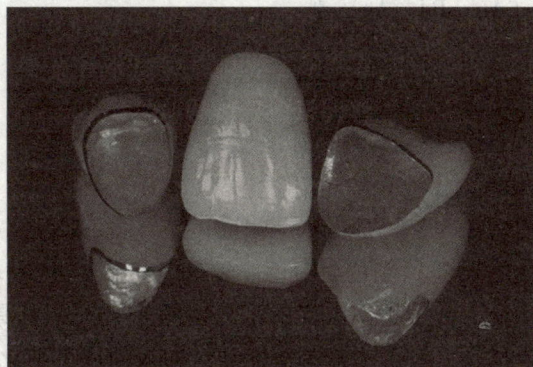

图 2 – 19　贵金属烤瓷冠

1. 种类与组成　贵金属烤瓷合金按组成可分为5种：

（1）金－铂－钯（Au－Pt－Pd）型

①组成：

金（Au）：84%～86%。

铂（Pt）：4%～10%。

钯（Pd）：5%～7%。

银（Ag）：0%～2%。

其他：铁、铟、锡、铼2%～5%。

贵金属总含量96%～98%，颜色为黄色。

②性能：这类合金中贵金属含量很高，其中金为主要成分，还含有部分铂和钯，以提高合金熔点。较高的贵金属含量赋予合金良好的耐腐蚀性。合金中还加有铟、锡，这些元素在高温时析出合金表面，为金瓷结合提供氧化物。合金中的铁元素能增加合金的强度。铼是一种晶粒细化剂。这类合金具有较高的刚性、强度、硬度和适度的延伸率，但其抗挠曲性较低。由于贵金属含量高，这些合金价格很贵。这类合金为黄色，上瓷后可产生令人满意的美观效果。

（2）金－钯（Au－Pd）型

①组成：

金（Au）：45%～52%。

钯（Pd）：38%～45%。

其他：钌、铼、铟、镓10%。

贵金属总含量89%～90%，颜色为白色。

②性能：这种贵金属合金的金含量降低了，但钯含量提高了，仍具有良好的耐腐蚀性。这类合金不含铂、铁。铟可增进金瓷结合，镓可降低熔化温度，铼可细化晶粒，加入的钌有助于提高可铸造性。这类合金刚开发出来时价格比金－铂－钯类合金价格低，现在钯比金贵，价格优势不存在了。此类合金相对强度更高、刚性更大、硬度也更大，并具有较高的延伸率，但密度较低。由于含钯量高，合金呈白色，不利于表现瓷层的颜色。

（3）金－钯－银（Au－Pd－Ag）型

①组成：

金（Au）：51%～52%。

钯（Pd）：26%～31%。

银（Ag）：14%～16%。

其他：钌、铼、铟、锡3%～7%。

贵金属含量为78%～83%，颜色为白色。

②该合金含钯量比金－钯型少，减少的部分由银来补充，其具有良好的耐腐蚀性。铟和锡同样是为了金瓷结合，钌可改善铸造性能，加入的铼可细化晶粒。金－钯－银型合金性能类似于金－钯型合金。

（4）钯－银（Pd－Ag）型

①组成：

钯（Pd）：53%～58%。

银（Ag）：30%～37%。

其他：钌、铟、锡5%～13%。

贵金属总含量49%～62%，颜色为白色。

②性能：该合金所含的贵金属量最低，它不含金，含有一定量的银。为了金瓷结合，该合金添加了铟和锡。加入的钌可改善铸造性，除了密度较低，其他性能类似于金－钯－银型。用此类高银合金作为烤瓷合金时，容易因污染或操作技术问题导致瓷的颜色向黄色漂移而产生"泛绿"现象。

（5）钯－铜（Pd－Cu）型

①组成：

钯（Pd）：74%～79%。

铜（Cu）：10%～15%。

金（Au）：0%～2%。

其他：铟、镓9%。

贵金属总含量76%～81%，颜色为白色。

②性能：这类合金含钯量很高，并含有10%～15%的铜。铟有利于金瓷结合，镓可降低铸造温度。这类合金具有较高的强度和硬度、中等的刚性和延伸率，密度较低。另外，合金的抗挠曲性较低，并且易形成黑色氧化物。

2. 性能与铸造温度　常用五种贵金属烤瓷合金的性能和铸造温度见表2－5。

表2－5　常用五种贵金属烤瓷合金的性能和铸造温度

类型	抗拉强度（MPa）	0.2%屈服强度（MPa）	弹性模量（GPa）	延伸率（%）	维氏硬度（GPa）	密度（g/cm³）	铸造温度（℃）
金－铂－钯	480～500	400～420	81～96	3～10	1.7～1.8	17.4～18.6	1150
金－钯	700～730	550～575	100～117	8～16	2.1～2.3	13.5～13.7	1320～1330
金－钯－银	650～680	475～525	100～113	8～18	2.1～2.3	13.6～13.8	1320～1350
钯－银	550～730	400～525	95～117	10～14	1.8～2.3	10.7～11.1	1310～1350
钯－铜	690～1300	550～1100	94～97	8～15	3.5～4.0	10.6～10.7	1170～1190

（三）非贵金属烤瓷合金

非贵金属烤瓷合金主要有镍铬合金、钴铬合金、纯钛和钛合金。

1. 镍铬合金

（1）组成

镍：59%～76%。

铬：13%～26%。

钼：3% ～12%。

铁：%0 ～5%。

其他：镓、硅、铌、锰、钒、钛、铈、硼等。

此种烤瓷合金的成分比非烤瓷镍铬合金复杂，这样可使合金具有各项所需的性能，特别是其热胀系数和氧化粘结性都很好。

（2）性能

颜色：类似于铂

密度：8.2～8.6 g/cm³

维氏硬度：1.6～2.8GPa

铸造温度：1300℃ ～1450℃

弹性模量：160～215GPa

热胀系数 α：(13.8～15.1) ×10⁻⁶/K

延伸率：8% ～20%

抗拉强度：400～1000MPa

与贵金属烤瓷合金相比，镍铬合金具有较高的熔点、硬度、挠曲强度和热态强度。其弹性模量大约为贵金属烤瓷合金的两倍，可制作较长的义齿桥而不必担心瓷层的崩裂。也可用镍铬合金制出很薄的冠（厚度不大于0.3mm），这对于下颌前牙特别有利。镍铬合金的导热率约为贵金属合金的1/6 左右，可防止口腔热量传入牙髓腔而引起刺激。

镍铬合金对铸造时的加热很敏感，如发生过热现象可带来以下后果：金相组织中的晶粒粗大、力学性能下降、铸件中形成缩孔，易氧化的合金成分会被烧损，造成其对瓷层的黏合能力下降。硅会使气体在合金熔液中的溶解度下降，当对合金多次熔化时，合金中的硅就会烧损，在合金上烤瓷时有形成气泡的危险。

镍铬合金的导热率较低，在烤瓷时需要比贵金属合金更长的预热和冷却时间。

应特别注意的是，在加工镍铬合金时要防止吸入合金蒸汽和粉尘，因合金中的某些成分如镍进入人体后可致病。镍铬合金烤瓷冠的边缘，因为镍离子的释放可形成龈缘"黑线"，影响美观（图2-20）。

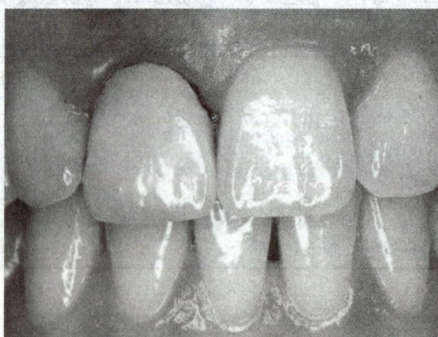

图2-20　镍铬合金烤瓷冠引起牙龈发黑

2. 钴铬合金　随着镍铬烤瓷合金在牙科中的广泛应用，镍过敏的情况越来越多。为了防止由镍引发的过敏及龈缘"黑线"，人们更倾向于采用无镍的钴铬烤瓷合金制作义齿。此种合金是对制作支架的钴铬合金进行改进而得到的。因为不含碳，所以硬度较低，可加工性很好。

（1）组成

钴：52%～69%。

铬：20%～37%。

钼：0%～7%。

钨：0%～13%。

其他：锰、锡、铜、铌、铈、硅等。

（2）性能

颜色：白色

密度：7.9～8.6 g/cm³

维氏硬度：2.8～3.9GPa

铸造温度：1350℃～1450℃

弹性模量：175～220GPa

热胀系数 α：（13.9～14.9）×10⁻⁶/K

延伸率：6%～15%

抗拉强度：520～880MPa

3. 纯钛和钛合金　纯钛和钛合金在口腔修复中可能会变得越来越重要，但目前它们存在着加工困难问题。因为它们的铸造温度高达1760℃～1860℃，而且钛易于氧化。计算机切削成形技术可增加这些金属的使用。另外，钛上烤瓷要采用特殊瓷料，因为钛的热胀系数较小，纯钛和 Ti-6Al-4V 合金的热胀系数分别为9.6×10⁻⁶/K 和10.3×10⁻⁶/K，所以纯钛上所用瓷料要具有比贵金属瓷料更低的热胀系数。由于钛材在800℃以上表面形成的氧化钛与钛基底结合力显著减弱，上钛瓷的烧烤温度都低于800℃，属于低温瓷。

钛瓷结合的薄弱环节是氧化钛层，因为钛表面非常敏感，在加热甚至在氩气保护下高温处理时，极易受氧或其他成分的影响，形成过厚的氧化膜。为了避免瓷烧结过程中钛的过度氧化，可利用涂层保护，目前认为锆（Zr）是较有发展前景的涂层材料，可在钛表面形成致密的 ZrO₂ 保护膜，主要方法有喷溅法和电镀法。为提高纯钛及钛合金与瓷的结合力，还可以使用偶联剂。偶联剂与不透明瓷为相同材料，但其流动性可提高瓷的润湿效果，以减少界面气泡产生，提高结合力。偶联剂还可提高金瓷热胀系数的一致性，从而减小界面应力。偶联剂比钛更易氧化，一定程度上可抑制钛的过度氧化。

三、锻造用合金

锻造用合金按照形态和应用范围可分为锻造合金丝（做卡环、舌、腭杆等）、锻造合金片等。

（一）18-8铬镍不锈钢

这是技工室广泛使用的一种锻造合金，经拉丝而成，横断面为圆形或半圆形。

1. 成分

铁：66%。

碳：1%。

铬：18%～21%。

镍：7%～10%。

锰：<2%。

硅：<0.8%。

此种合金中铬的含量通常为18%，镍的含量约为8%。因此人们称此种合金为18 – 8铬镍不锈钢。该合金熔液的流动性很差，不适合于铸造，只适合于冷态变形加工。

2. 性能　18 – 8铬镍不锈钢丝具有良好的生物安全性和耐腐蚀性，主要用于弯制活动义齿卡环和矫正弓丝，也可用于弯制舌、腭杆。在弯制时应注意用力均匀、缓慢弯曲，切忌用暴力和反复多次弯制，以免材料疲劳导致断裂。另外加工时注意防止工具造成的伤痕，防止应力集中。根据不同需要选择热处理，一般热处理温度在400℃ ~ 500℃之间，时间为5 ~ 120秒。

（二）镍铬合金片

本品又名白合金片，简称SPM，主要用于各种牙冠的锤制，现已较少使用。

四、其他成形用合金

（一）CAD/CAM 切削成形用金属

目前用于CAD/CAM切削成形的金属主要有钛、钛合金和钴铬合金。纯钛主要是ZTA2，钛合金主要是ZTC4。钴铬合金的组成与铸造用钴铬合金基本相同，可用于加工后牙金属冠、桥以及烤瓷基底冠、桥（图2 – 21）。

（二）选择性激光烧结成形用金属

目前主要有不锈钢、钴铬合金和钛合金，它们均以预制粉末形式提供。

1. 钴铬合金粉末的组成（wt）

钴（Co）：62% ~ 66%。

铬（Cr）：24% ~ 26%。

钼（Mo）：5% ~ 7%。

钨（W）：4% ~ 6%。

硅（Si）：≤0.8% ~ 1.5%。

锰（Mn）：≤1.5%。

铁（Fe）：≤0.7%。

2. 性能　应力释放和热处理后（880℃，5分钟），钴铬合金粉末表现为如下性能：

密度：8.5g/cm³　　　　　　　　　弹性模量：190 ~ 210GPa

维氏硬度：3.9 ~ 4.5GPa　　　　　热胀系数 α：（13.9 ~ 14.3）×10⁻⁶/K

熔化范围：1380℃ ~ 1440℃　　　延伸率：8% ~ 12%

抗拉强度：1000 ~ 1200MPa

钴铬合金粉末可用于加工后牙金属冠、桥以及烤瓷基底冠、桥和可摘局部义齿的金属支架（图2 – 22）。

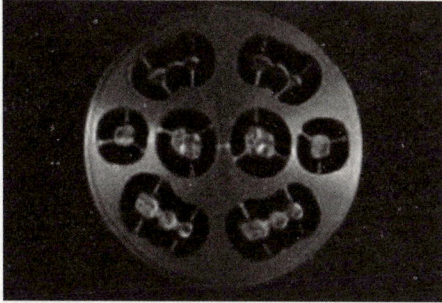

图 2-21 CAD/CAM 切削成形的纯钛冠、桥 图 2-22 选择性激光烧结成形的钴铬合金冠与桥

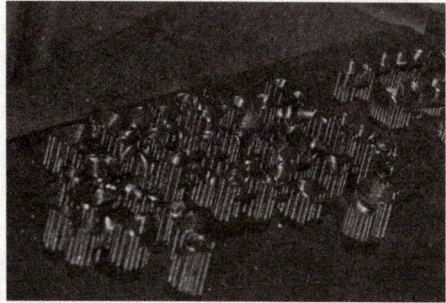

知识链接

随着 CAD/CAM 技术的发展，切削成形和激光烧结成形使得纯钛在义齿领域再次大放光彩。纯钛在冠、桥、支架，特别是种植体上部的个性化基台都得到了很好的应用，即使种植体角度不同也能获得完美修复（图 2-23）。

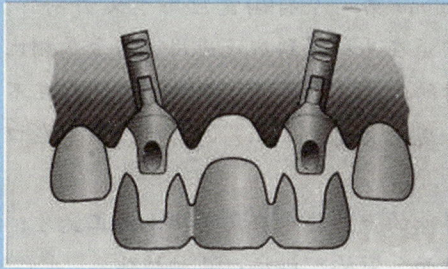

图 2-23 采用切削成形的个性化基台

自我检测

1. 一般而言，金属具备哪些特性？金属晶格有哪几种常规结构？
2. 金属有哪几种成形法？
3. 如何预防金属的腐蚀？
4. 贵金属元素有哪几种？在合金中起什么作用？
5. 试述合金的分类？贵金属铸造合金有哪几种？它们的组成和性能是怎样的？
6. 什么是软化热处理和硬化热处理？处理后合金的结构和性能有何变化？
7. 烤瓷合金应具备什么性能？
8. 理想的焊金应满足哪些条件？
9. 试述钴铬钼合金、镍铬合金、钛合金的基本组成与性能特点。
10. 钛合金制成的义齿能用含氟牙膏清洁吗？为什么？
11. 非贵金属烤瓷合金的铸造底座可反复用于烤瓷基底冠的铸造吗？为什么？

第三章　陶　　瓷

陶瓷这个词汇来源于希腊语，其含义是用陶土或瓷土烧制的产品。其中较原始的低级产品被称为陶，较高级的产品被称为瓷。陶瓷是一种无机非金属材料，熔点高，硬度大，化学稳定性高，而且耐高温、耐腐蚀、耐磨损。早在1774 年，法国人 Duchateau 第一个将陶瓷应用于义齿制作。20 世纪 50 年代，金属烤瓷牙的出现使陶瓷在牙科得到广泛应用。与金属相比，陶瓷在美观和生物相容性方面具有绝对的优势。尽管其强度和韧性还存在不足，但是随着陶瓷材料性能的不断改进和现代义齿加工工艺的发展，陶瓷在口腔临床的应用将会愈加广泛。

牙科陶瓷是一种特殊的瓷，临床应用于：①人工瓷牙；②金属冠、桥的饰面层；③全瓷嵌体、贴面、冠桥、桩核；④种植体。

牙科陶瓷不是真正意义上的瓷，但也不是玻璃，因为牙科陶瓷中含有一些结晶组织。陶瓷材料的各种性能都是由其化学组成、晶体结构、显微结构决定的。本章主要讨论陶瓷材料的结构、性能、分类，并专门介绍金属烤瓷材料。

第一节　概　　述

一、概念与发展史

（一）概念

传统意义上的陶瓷是指所有以黏土为主要原料，与其他天然矿物经过粉碎、混炼、成形、煅烧等过程而制成的各种制品。现在泛指通过高温烧结而获得所需性能的无机非金属材料。牙科陶瓷是指用于制作陶瓷修复体的材料。陶瓷材料的发展经历了一个漫长的历史时期，按原料来源可分为传统陶瓷和特种陶瓷（表 3-1）。

传统陶瓷按原料从粗到精、烧结温度从低到高可分为陶器和瓷器。陶器一般坯体结构较疏松，致密度差，且有一定的吸水率。瓷器的坯体致密，基本上不吸水，有一定的半透明性。

表 3 - 1 陶瓷材料分类

制品名称	原材料	煅烧温度（℃）	年代
陶器	黏土、砂粒	800 ~ 1100	约 7000 年前
瓷器	石英、黏土、高岭土、长石	1100 ~ 1400	公元前 1 ~ 前 2 世纪
特种陶瓷	高纯、人工合成原料	＞1400	20 世纪

(二) 陶瓷发展史

1774 年，Alexis Duchateau 最早尝试使用陶瓷制作义齿瓷牙，大约一个世纪后，C. H. Land 在铂箔上烤制了第一个瓷冠和瓷嵌体。然而陶瓷材料的脆性和低强度在很长一段时期限制了它在牙科的应用。1962 年，Weinstein 等发明了含白榴石的烤瓷粉，由于白榴石的高热胀系数，通过调节其含量解决了瓷与金属的热胀系数匹配问题。兼具美观和高强度的瓷 - 金属修复体目前已经成为临床应用最广泛的修复体，但是由于金属基底的不透光性，使修复体缺乏天然牙的活力。对美观、自然及生物安全的追求使人们对全瓷修复材料不断创新。1965 年，Mc Lean 率先将氧化铝加入到长石陶瓷中以提高其物理和力学性能，但由于其低抗张强度、脆性、边缘准确性不足，限制了其应用。20 世纪 80 年代以来，人们采用多种方法增强、增韧牙科陶瓷材料，特别是氧化锆材料的出现，使其力学性能大幅提高。目前牙科陶瓷的研究和应用已进入全新的先进陶瓷领域，并随着 CAD/CAM 技术的应用使临床修复体的制作更具美观、准确和方便快捷。

二、陶瓷的显微结构

陶瓷材料通常是金属与非金属元素组成的化合物。显微结构决定了材料的各种基本性能，并影响材料的制造工艺。显微结构是指在光学或电子显微镜下所观察到的组织结构。陶瓷是多相多晶材料，通常由晶相、玻璃相和气相组成。各组成相的结构、所占比例及分布对陶瓷的性能影响明显。

(一) 晶相

晶相是由原子、离子、分子在空间按一定规律排列成的结晶相。晶相是陶瓷的主要组成部分，以离子晶体或共价晶体为主。

1. 结合键 陶瓷材料的结合键主要有离子键、共价键和混合键。

（1）**离子键** 以正负离子间的静电作用力为结合力，键强度高。离子间通过离子键结合而成的晶体称为离子晶体（如 ZrO_2、Al_2O_3 等）。它的特点是强度高，硬度高，但脆性大。

（2）**共价键** 非金属元素原子间一般倾向于形成共价键。共价键的特点是电子共享。相邻原子间以共价键相结合而形成空间网状结构的晶体，叫做原子晶体或共价晶体

（如 SiC、Si_3N_4 等）。共价晶体熔点高，硬度高，脆性大，热胀系数小，且不导电。

（3）**混合键** 虽然陶瓷材料主要为离子键和共价键，但实际上陶瓷材料的结合键存在许多中间类型，电子排布可以从典型的离子型逐渐过渡到共价键所特有的排布形式。

2. 晶相的晶体结构 传统陶瓷的晶相主要是硅酸盐晶体，特种陶瓷主要是氧化物、碳化物、氮化物等晶体。硅酸盐晶体结构比较复杂，其基本结构单元是硅氧四面体 $[SiO_4]^{4-}$ （图 3-1）。各硅氧四面体可以互相孤立地存在，也可以通过共用四面体顶角上的一个、两个、三个或四个氧原子互相连接形成岛状、组群状、链状、层状和架状结构。这些阴离子与金属离子结合成为各种硅酸盐。晶相的晶体结构不同，则陶瓷性能不同。岛状结构电学性能好；层状结构硬度低，可塑性好；架状结构，膨胀系数小。氧化物的晶体结构比较简单，尺寸较大的氧离子组成晶格，尺寸较小的金属离子处于氧离子的间隙之中。晶相结构使得陶瓷具有良好的力学性能，用于全瓷修复的材料含有大量的晶相（35%～接近100%）。

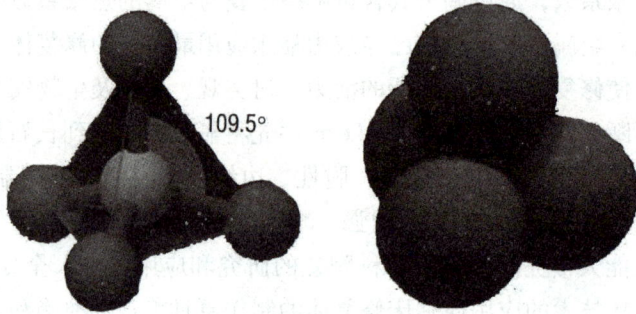

图 3-1 硅氧四面体结构

（二）玻璃相

陶瓷烧结时，部分硅酸盐处于熔化状态，熔化后黏度增大，冷却时原子迁移困难，很难重新结晶，形成非晶态玻璃相。普通陶瓷玻璃相的成分大都为二氧化硅。硅氧四面体排列很不规则，具有近程有序，但不具有长程有序。玻璃相是陶瓷材料的重要组成相，对陶瓷的性能有重要影响。

其作用是：①粘结分散的晶粒，填充气孔和晶粒间隙，提高材料致密度；②降低烧结温度；③降低其抗裂纹扩展性；④提高透明性。

（三）气相

气孔是在牙科陶瓷制作过程中不可避免残留下来的，对陶瓷性能有显著影响，可使陶瓷的强度、断裂韧性和半透明性降低。简单地说，气相的存在使陶瓷性能变差。

三、陶瓷的一般性能

口腔陶瓷的性能取决于其组成成分、晶体结构和尺寸、玻璃相的特性、气孔、杂质及陶瓷粉的粒度等。其物理性能、力学性能、化学稳定性和生物相容性是口腔材料中较理想的。

（一）物理性能

密度：$2.4g/cm^3$　　　　　　　　光透过率：50%（2mm 板）

热胀系数：$(6 \sim 8) \times 10^{-6} \cdot K^{-1}$　　线收缩率：13% ~ 70%

热导率：$1.05W/(m \cdot K)$　　　　体积收缩率：35% ~ 50%

吸水率：0% ~ 2%

牙科陶瓷材料在烧结过程中存在较大的体积收缩，需采取必要措施（如烧结前尽量除去水分，震荡、压缩成形，真空烧结），以减小收缩。口腔陶瓷色泽美观，光泽度高，具有一定的透明性和半透明性，与牙齿的天然色泽相匹配，是美学性能最好的口腔材料。

影响其透明性的因素：陶瓷材料中白榴石、长石越多，透明性越好；石英含量越多，透明性越差；气孔越多，透明性越差。陶瓷粉颗粒越细，陶瓷越致密，所含气孔越小，但颗粒间的接触面也越大，在光线散射作用下，透明度反而有所降低。临床采用陶瓷粉制作修复体时，应选择合适粒度的产品，以获得满意的透明度。

（二）力学性能

陶瓷材料质地硬而脆，抗压强度较大，可达345MPa，但抗拉强度（34MPa）、抗弯强度（55MPa）和冲击强度较差。通常用陶瓷的抗弯强度来表示其强度。其硬度及耐磨性与牙釉质类似，努氏硬度可达4600MPa，耐磨性高。但是陶瓷承受温度急剧变化的能力差（即抗热震性差），当温度急剧变化时容易破裂，烧结和使用时要注意。

（三）化学性能

口腔材料中，陶瓷的化学性能是最稳定的，耐酸、耐碱。长期在口腔环境内可耐受多种化学物质的作用，如各种食物、饮料、唾液、酶、微生物等，而不会发生变性、变质，影响功能，是理想的牙体缺损、缺失的修复材料。

（四）生物学性能

口腔陶瓷与人体组织的生物相容性良好，绝大多数陶瓷材料无毒、无味、无刺激，具有良好的生物安全性。

四、牙科陶瓷的分类

国际标准对牙科陶瓷以材料提供形式和应用方式进行分类，此外，牙科陶瓷也可按熔融温度和应用来分类。

（一）按熔融温度分类

按熔融温度可分为高熔陶瓷、中熔陶瓷、低熔陶瓷和超低熔陶瓷。

1. 高熔陶瓷　熔融温度1315℃～1370℃。

2. 中熔陶瓷　熔融温度1090℃～1260℃。

3. 低熔陶瓷　熔融温度870℃～1060℃。

4. 超低熔陶瓷　熔融温度<870℃。

高熔和中熔陶瓷粉多用于制作人工牙，低熔和超低熔陶瓷粉用于制作烤瓷冠、桥修复体。超低熔陶瓷粉还可用于钛合金烤瓷修复体的制作。

（二）按应用分类

按应用可分为以下四类：

1. 金属烤瓷材料。

2. 全瓷修复材料

（1）烧结全瓷材料。

（2）热压铸全瓷材料。

（3）粉浆堆涂玻璃渗透全瓷材料。

（4）切削成形全瓷材料。

（5）电沉积全瓷材料。

3. 成品陶瓷牙。

4. 种植陶瓷。

第二节　金属－烤瓷材料

金属－烤瓷修复体是以金属基底作为支撑结构，烤瓷饰面以机械和化学结合等方式与金属粘结的一类修复体。这类修复体具有类似天然牙的外观，良好的力学性能，具有很高的临床应用成功率，是目前应用最为广泛的修复体。

一、组成与性能

（一）组成

烤瓷材料主要由长石、石英、白陶土、助熔剂、着色剂、遮色剂等原材料组成。

1. 长石　是烤瓷材料的主要成分，主要采用天然钾长石（$K_2O \cdot Al_2O_3 \cdot 6SiO_2$）或钠长石（$Na_2O \cdot Al_2O_3 \cdot 6SiO_2$）或二者的混合物。制造商在工厂将上述原料放入坩埚中在高温（1250℃～1500℃）下烧结至熔融，大部分长石熔化后形成玻璃基质，少部分与金属氧化物一起生成白榴石（$KAlSi_2O_6$）结晶（图3-2），占15%～25%（体积分数）。然后将熔融物倒入冷水中冷淬，使其碎裂成小颗粒，再经过粉碎后加入颜料，混匀后就是口腔技工使用的瓷粉。玻璃基质赋予烤瓷良好的半透明性，白榴石晶体可以提高瓷的膨胀系数，使之接近金属基底的膨胀系数，进而有利于金瓷结合。另外，白榴石晶体还可以提高烤瓷的强度。

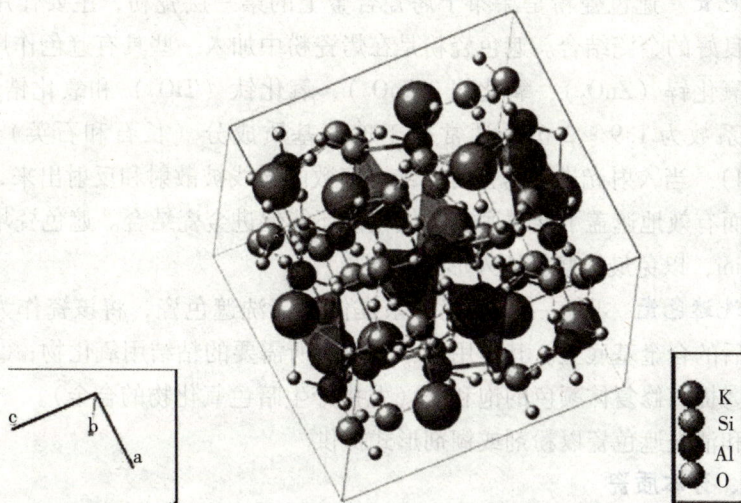

图 3 - 2　白榴石四方晶体结构

2. 石英　主要成分为二氧化硅，分子式 SiO_2，熔点约 $1800℃$。石英在烧结过程中不发生变化，呈细晶体颗粒悬浮在玻璃相（熔化的长石及白陶土）中，作为增强剂，增加材料的强度。因石英的折光率较大，为 1.55，可在不连续的界面上产生光散射，故石英含量大时能降低烤瓷的透明度。

3. 白陶土或高岭土　为一种黏土，分子式 $Al_2O_3 \cdot 2SiO_2 \cdot 2H_2O$，易与长石结合，提高陶瓷的韧性和不透明性。本身有可塑性，使材料易于塑形，烧结后有一定强度，但不透明，且失水后收缩率大。

4. 助熔剂　在烤瓷材料烧结中起助熔作用，主要有硼砂（四硼酸钠，分子式 $Na_2B_4O_7 \cdot 10H_2O$）、碳酸盐（如碳酸钠、碳酸钾、碳酸钙）等。助熔剂可降低长石的熔融温度，使瓷料的熔化范围减小，并减少瓷料的孔隙。

5. 着色剂　烤瓷粉有不同的颜色，多是将金属氧化物与长石熔化后研成粉末，加入瓷料中调色而成。常用的金属氧化物有氧化钛（白色）、氧化铈（黄色）、氧化铁（褐色）、氧化镍（灰色）、氧化钴（蓝色）等。氧化铈、氧化镨等稀土氧化物作为荧光剂，可增强烤瓷修复体的自然色感（天然牙具有荧光效果）。

6. 其他　玻璃改性剂，如在中、低熔烤瓷粉中加入氧化硼（B_2O_3），或碱性碳酸盐，可减小黏度，降低软化温度或熔点；加入氧化铝（Al_2O_3）可增强烤瓷的强度、黏度及硬度，并改变软化点，同时减少烧结收缩；结合剂可使瓷粉结合紧密，以便在烧结前雕刻塑形。釉料（由石英和助熔剂组成）可增强修复体表面的光泽度。

（二）种类

根据修复美观的要求，金属烤瓷粉主要有三种，此外还有一些特殊用途的瓷粉。

1. 遮色瓷、清洗遮色瓷

（1）**遮色瓷**　遮色瓷粉是涂布于烤瓷合金上的第一层瓷粉，主要作用是遮盖金属底色和获得良好的金瓷结合。遮色瓷粉是在烤瓷粉中加入一些具有遮色作用的金属氧化物成分，如氧化锌（ZnO_2）、氧化锡（SnO_2）、氧化钛（TiO_2）和氧化锆（ZrO_2）等，它们的折射系数为 1.9～2.61，通常高于玻璃基质成分（长石和石英）的折射系数（1.52～1.54）。当入射光进入烤瓷时，绝大多数的光线被散射和反射出来，而不是射入烤瓷内，从而有效地遮盖了金属底色。氧化锡还能促进金瓷结合。遮色瓷堆积厚度通常不超过 0.1mm，以免最终修复体外形过于膨出。

（2）**清洗遮色瓷**　现在一些烤瓷体系提供了清洗遮色瓷，将该瓷作为第一层瓷烧结于预氧化后的合金基底上。其作用是：①形成所需的粘结用氧化物；②与合金表面形成粘结；③提高修复体颜色的饱和度（尤指产生暗色氧化物的合金）。

遮色瓷和清洗遮色瓷以粉剂或糊剂形式提供。

2. 体瓷、牙本质瓷

（1）**体瓷**　体瓷烧结于遮色瓷上，为修复体提供半透明性和颜色的匹配。瓷粉颜色来源于添加的着色金属氧化物。通常每一种体瓷均有相应颜色的遮色瓷，即使是不同生产厂商提供的相同色号的瓷粉，其颜色仍可能存在较大的差异。烤瓷粉的颜色调整是通过添加色料来实现的，这些色料能耐高温，颜色主要由金属离子产生，如铁、铬、钴、铱、银、镍、金、锡、钛、锰等，添加铈、钐可以产生荧光效果。

（2）**牙本质瓷**　为制作个性化和质感更佳的修复体，一些生产商（如 VITA）提供了两种性质的牙本质瓷：其一为遮色牙本质瓷或基础牙本质瓷，它是直接堆塑于遮色瓷上，颜色饱和度较大；另一种是透明牙本质瓷，颜色饱和度较同色号基础牙本质瓷小，透明度较高，即粉体内色料含量减少，通常是堆塑于基础牙本质瓷上，再构筑釉质瓷以获得良好的美观和天然牙样质感。透明牙本质瓷提供了从牙本质到釉质的自然协调过渡。此时增加基础牙本质瓷的厚度可以提高修复体颜色的饱和度，增加透明牙本质瓷和釉质瓷的厚度则有助于降低颜色的饱和度。

3. 切端瓷、釉质瓷
切端瓷透明度较高，玻璃基质含量高于体瓷，色料含量较少，提供牙釉质样质感，因此修复体的颜色主要取决于其下方体瓷的颜色。

体瓷和切端瓷的第一次烧结体积收缩为 27%～45%，遮色瓷在第一次烧结后会产生一些裂纹，但体积较稳定。

4. 特殊用途瓷粉
生产商还提供其他有修饰效果的瓷粉。如色彩修饰瓷粉、边缘（肩台）瓷粉、具有乳光和荧光效果的瓷粉、恢复牙龈的牙龈瓷粉和修改缺陷的修改瓷粉等等。

（三）烤瓷修复体制作工艺

1. 成形
选择合适颜色的烤瓷粉，用蒸馏水或烤瓷专用液调成糊状，将糊状物用毛笔涂于代型上，先涂布遮色瓷，干燥、烧结后，再堆塑牙本质瓷（体瓷）和釉质瓷。用雕刻刀加压雕塑修复体的外形。加压可减少气孔的形成，提高烧结后修复体的强度和透明度。为弥补烧结后修复体的体积收缩，在塑形时需将烤瓷预制体尺寸比正常修复体体积放大 14%~20%。之后脱水，并在已预热至 650℃ 的炉内干燥几分钟，使残留水分挥发。

2. 烧结　烧结是指高温条件下，烤瓷坯体孔隙率降低、力学性能提高的致密化过程。在真空烤瓷炉中，随着温度的升高，瓷粉颗粒表面产生熔融并相互凝聚成结晶体。由于烧结过程中产生失水及致密化，烤瓷坯体将出现明显的体积收缩。烧结过程一般分为三个阶段，即低温烧结阶段、中温烧结阶段和高温烧结阶段。

在低温烧结阶段，瓷粉的玻璃基质软化、流动，瓷粉粒间产生不全凝聚，此时，烤瓷坯体内气孔多，但体积收缩不明显。在中温烧结阶段，瓷粉粒间完全凝聚形成致密体，烤瓷坯体体积明显收缩。在高温烧结阶段，凝聚的瓷粉颗粒互相熔接在一起成为一牢固的结晶整体，此期坯体的体积收缩趋于稳定。烧结后离炉冷却。之后需要对修复体进行调磨修改或补瓷再烧。口内试戴后，于修复体表面上釉，最后一次烧结。烧结次数和烧结温度对烤瓷修复体的强度和颜色将会产生影响，需予以控制。

（四）性能

抗压强度 170MPa 左右，抗拉强度 23~33MPa，抗弯强度 60~110MPa，剪切强度 120MPa，弹性模量 84GPa，努氏硬度 4600~5900MPa，热胀系数 $(12~15) \times 10^{-6} \cdot K^{-1}$，体积收缩率 33%~43%，密度 2.4g/cm^3，透明度 0.27，热导率 1.204W/(m·K)。

二、烤瓷与合金的结合

（一）烤瓷与合金的结合原理

烤瓷与合金之间的牢固结合是最重要的。金瓷之间存在着四种结合方式：化学性结合、机械性结合、界面压缩应力结合和物理性结合。其中最主要的是化学性结合，约占总结合力的 2/3 以上。

1. 化学性结合　化学性结合主要是指氧化物结合。一般纯贵金属元素（如金、铂、钯）不会被氧化，因而与瓷不能产生化学结合。但是如果在贵金属合金中添加少量易氧化的非贵金属元素（如铟、铁、锡），在"除气"或预氧化过程中，上述元素会析出至合金表面形成 In_2O_3、Fe_2O_3、SnO_2 等氧化膜（非贵金属表面形成 Cr_2O_3、$NiCr_2O_4$ 等氧化膜）。在随后的遮色瓷烧结过程中，熔化的遮色瓷能部分溶解这些氧化膜。氧化膜的成分必须与瓷的氧化物成分相同或相似，二者相互扩散。氧化膜中的氧与瓷料中的硅原子结合，瓷料中的氧与氧化膜中的金属离子结合，这样就使金属和瓷料通过氧化物互相结合。此种结合使金瓷之间产生了许多牢固的化学键，所以称其为化学性结合。

2. 机械性结合　机械性结合是指瓷料熔融后流入粗化的、凹凸不平的合金表面而形成啮合的机械锁结作用，这种结合属于物理结合。一般多用喷砂去除过多的氧化物并粗化金属基底表面，以改善金瓷的结合。粗糙的表面是一种被增大了的表面。此种表面比平滑的表面更有利于形成较多的化学结合点，当受到平行于表面的负荷作用时，这些位于边界层中的啮合点可抵抗剪切力的作用。更重要的是，具有一定粗糙的表面在烤瓷时特别有利于瓷料对金属表面的润湿。

必须注意，如果合金表面过于粗糙，反而有可能在界面存在气泡或异物，从而降低金瓷结合。

3. 界面压缩应力结合　当烤瓷熔附金属修复体冷却后，因合金收缩比瓷的收缩大而快，使瓷的界面受到合金的收缩影响，内部所产生的一种压缩力，能够增强界面的机械嵌合力。这种压缩力产生的原因主要是瓷料比合金的热胀系数略小，金瓷之间存在的热胀系数的差异造成的。

4. 物理性结合　两个极化的分子或原子密切接触时产生的静电引力称为范德华力，亦称为分子间引力。当熔融的瓷料覆盖在合金表面时，两者之间即产生范德华力而达到金瓷的物理性结合，瓷对合金表面的润湿度越大，其间产生的范德华力也越大。

（二）烤瓷与合金结合的影响因素

在遮色瓷与烤瓷合金之间形成牢固的结合是金瓷修复体取得长期临床成功的保证。烤瓷在合金表面良好的润湿性对减少金瓷界面的气孔率非常重要。

影响金瓷结合的因素主要有：

1. 合金表面的氧化层　大多数合金表面在烤瓷前都要求作预氧化处理，在金属表面形成氧化层，以利于与烤瓷结合。

氧化层需有适当的厚度才有利于金瓷界面结合。研究表明，非贵金属合金表面尤其要避免过厚的氧化层。金属铬的氧化产物可能通过改变烤瓷层的热胀系数而在界面引入应力，导致金瓷界面结合力降低。高铬含量的镍铬合金容易产生较厚的氧化层，影响界面结合。合金中加入铝元素，氧化后形成氧化铝，有助于减少因富含铬形成氧化层的厚度，强化金瓷结合。在低大气压下烧烤形成的合金氧化层厚度要低于在空气中形成的氧化层厚度，操作中要严格遵守生产商对合金氧化及烤瓷烧结过程的指导。一些生产商提供金瓷粘结剂，在烤遮色瓷前使用。如针对一些镍铬烤瓷合金的粘结剂含有一些烤瓷粉中的元素如铝、锡和硅等，生产商一般会建议是否使用粘结剂。

2. 金瓷界面的粗糙度　合金表面通常用氧化铝喷砂以形成粗糙表面。界面粗糙所增加的表面积为化学键的形成提供了更多的位点，而且熔融的瓷流入表面的凹坑内，能够形成强有力的机械嵌合。但是如果出现瓷在金属上润湿不良或瓷未充分烧结也会降低金瓷结合。

3. 金瓷热胀系数的匹配性　金属和烤瓷之间的热胀系数（CTE）必须匹配才能获得良好的界面结合。通常金属的热胀系数约为 $(13.5 \sim 14.5) \times 10^{-6}/K$，烤瓷约为 $(13.0 \sim 14.0) \times 10^{-6}/K$，要求两者之差在 $(0 \sim 0.5) \times 10^{-6}/K$ 的范围内。如果金属与烤瓷的热胀系数差异太大，在冷却过程中，瓷很容易产生龟裂和剥脱。当烤瓷的热胀系数大于金属时，冷却过程中金属收缩小于烤瓷，瓷层内将形成拉应力，由于烤瓷的抗拉强度低，因此容易产生裂纹；如果金属的热胀系数明显高于烤瓷，当温度降到室温时，在合金表面烤瓷层内就会形成较大的压应力，烤瓷可能被压碎。理想的情况是两者的热胀系数相等或烤瓷的热胀系数稍小于金属（图3-3）。这时界面处的烤瓷内部形成轻微的压缩力，而陶瓷对压应力的抵抗能力远高于拉应力。通常烤瓷粉的抗压强度为170MPa，抗拉强度为23～33MPa，这样瓷不会被压碎，而且有利于金瓷的结合。

4. 瓷粉熔融后在合金表面的润湿性 瓷粉熔融后在合金表面的良好润湿是确保两者化学性结合、物理性结合和机械嵌合的基础。这需要合金表面具有较大的表面能。合金表面清洁，不被污染（例如手指的触碰、包埋材料和研磨材料的残留物），能提高其表面能。通常喷砂后将金属基底冠放入酒精中进行超声波清洗可清洁金属表面。

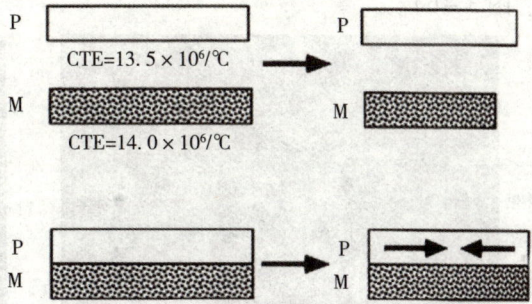

图3-3 金瓷结合示意图

（三）金瓷结合评价

目前已建立了多种方法对金瓷结合强度进行测试，包括剪切强度、抗拉强度、抗弯强度、扭曲强度和有限元分析等方法。理想的情况是界面结合强度足够高，以使断裂面位于烤瓷层内（属于内聚破坏）。研究发现，在空气和真空条件下烧结的牙科烤瓷的抗拉强度没有明显差异，强度值从遮色瓷的28MPa到体瓷的42MPa。遮色瓷的低强度与遮色氧化物成分及内部的多孔隙有关，且真空烧结似乎对遮色瓷的多孔性影响不大。由此，金瓷结合的抗拉强度应该超过28MPa，这样才能获得穿过瓷层的内聚破坏。

O'Brien通过观察金瓷结合失败模式将粘结失败和内聚失败分为六种可能部位或这些部位的组合（图3-4）。粘结失败发生在：①无氧化层存在的瓷金界面；②金属氧化层与金属之间；③瓷与金属氧化层之间。

内聚失败发生在：①穿过烤瓷层（最理想状态）；②穿过金属氧化层；③穿过金属（最不可能，只为考虑问题全面）。这一方法通过确定断裂测试样品表面烤瓷残留的百分比来评价粘结强

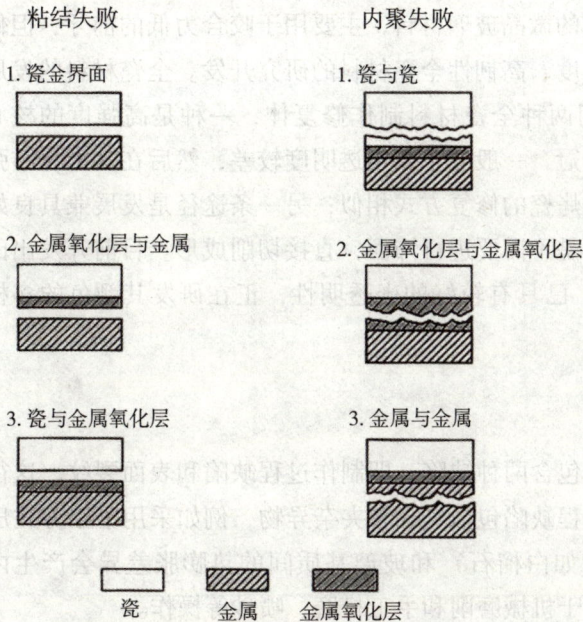

图3-4 金瓷修复体可能的失败模式

度，已被美国国家标准和美国牙科协会所采用。

国际标准中提供了一种牙科金瓷结合的测试方法（ISO9693：金属－陶瓷牙科修复系统），通过三点抗弯强度测试方法判断，粘结失败或裂纹起始强度超过 25MPa 即通过测试，目前多数市售烤瓷粉品牌均给出了以 ISO9693 方法测试的金瓷结合强度（图 3－5、图 3－6）。

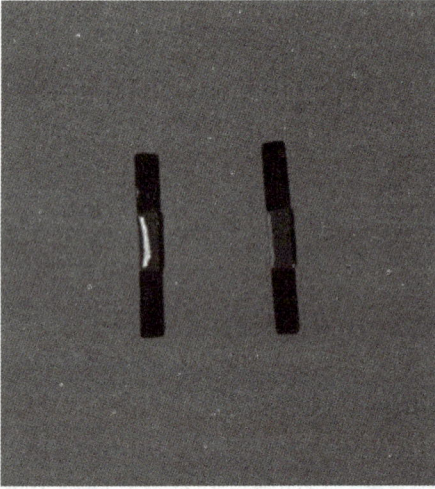

图 3－5　金瓷结合力检测样本

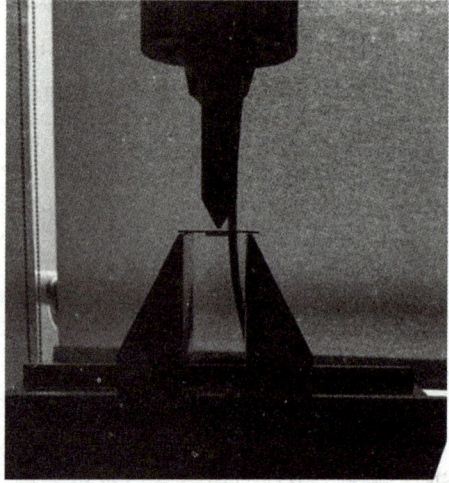

图 3－6　三点抗弯强度测试

第三节　全瓷材料

早期全瓷修复材料多是透明度好的微晶玻璃材料，主要用于咬合力低的前牙，但修复体的破损仍很常见，这促进了高强度、高韧性全瓷材料的研究开发。全瓷材料的发展循着两条途径展开，一个途径是使用两种全瓷材料制作修复体，一种是高强度的核心瓷，采用切削成形的方法制作成基底冠，一般颜色和半透明度较差，然后在其上烧结强度低、美观性好的烤瓷材料，与金属烤瓷的修复方式相似；另一条途径是发展兼具良好美观性和高强度的全瓷材料，其优点是不需要进行饰面，直接切削成形。目前开发出的高强度全瓷材料，如德国的"臻瓷"已具有较好的半透明性，正在研发其颜色的多样性，其加工方法采用切削成形。

一、全瓷材料的增强机制

牙科全瓷材料是脆性材料，通常包含两种缺陷，即制作过程缺陷和表面裂纹，这往往成为材料破坏的起始位置。制作过程缺陷包括气孔和夹杂异物，例如采用手工方式压紧全瓷粉体可能会引入气体，晶体（如白榴石）和玻璃基质间的热膨胀差异会产生内部微裂纹或内应力。表面裂纹可来源于机械磨削和手工打磨、喷砂等操作。

全瓷材料常用的增强机制：

1. 晶相结构强化　在玻璃基质中引入高比例含量的晶相来提高材料的抗裂纹扩展

能力，如白榴石增强长石质烤瓷和氧化铝增强烤瓷等。

2. 化学强化 化学强化主要依靠小的金属离子被更大的离子所取代，这种离子交换的结果是在陶瓷的表面引入压应力。外加应力首先要突破这一压应力层才能在材料表面继续产生张应力，从而提高材料的断裂韧性。研究证实，离子交换技术可以使长石质陶瓷的抗弯强度提高80%，离子交换深度可到达表层下50μm。

3. 应力诱导相变 主要发生于氧化锆陶瓷。纯氧化锆在常压条件下存在三种同素异晶结构：即单斜相（m）、四方相（t）和立方相（c）。单斜相从室温到1170℃是稳定的，超过这一温度转变为四方相，然后在2370℃转变为立方相。冷却时，由t相到m相的相变在冷却到1170℃下约100℃的温度范围内发生。由t相到m相的相变会引起3%~5%的体积增加，加入氧化钇后可以使t相从高温保留到室温下，此时在外加应力作用下可使t相向m相相变，颗粒的体积膨胀可以弥合裂纹，从而起到增韧陶瓷的作用，这一现象称为相变增韧（图3-7）。

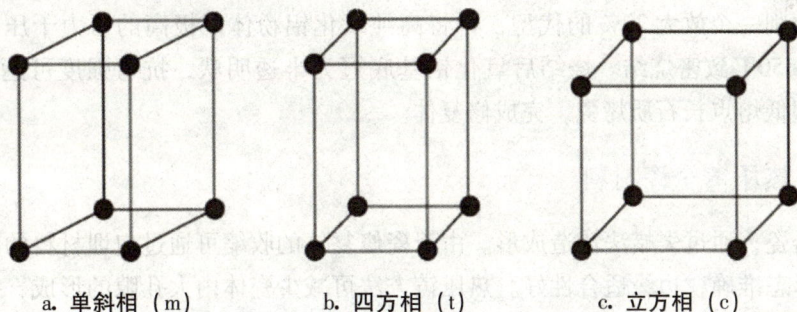

a. 单斜相（m）　　　　b. 四方相（t）　　　　c. 立方相（c）

图3-7　纯氧化锆的三种同素异晶结构

4. 上釉 表面涂塑具有低膨胀的釉瓷也可以用来强化陶瓷。在高温下形成的低热膨胀表面层，冷却后，低膨胀釉瓷在表面施加压应力，从而减少缺陷的宽度和深度。但自上釉技术不能明显提高长石质陶瓷的强度。

二、常用全瓷材料

全瓷材料种类很多，常用的全瓷材料主要有烧结全瓷材料、热压铸全瓷材料、粉浆堆涂玻璃渗透全瓷材料和切削成形全瓷材料。

（一）烧结全瓷材料

烧结全瓷材料采用瓷粉烧结的方法来制作全瓷修复体。为了获得足够的强度和韧性，通常使用各种晶相作为增强剂。根据增强晶相种类的不同，烧结全瓷材料可分为两类：白榴石增强长石质烤瓷和氧化铝增强烤瓷。

1. 白榴石增强长石质烤瓷

（1）**组成** 类似于金属烤瓷材料，但含有更多的白榴石晶体，体积含量为35%~45%，均匀分布于玻璃相中。

（2）**性能** 抗弯强度高，可达104MPa，断裂韧性为1.5MPa·m$^{1/2}$，抗压强度也较高。由于白榴石晶体的热胀系数明显高于玻璃基质，这种差异造成瓷在冷却时白榴石晶体周围的玻璃基质中产生切向压缩应力，这些压缩力可提高玻璃相的抗裂纹扩展能力。白榴石晶体的折射率与玻璃基质相近，所以白榴石增强长石质烤瓷具有很好的透明性。

2. 氧化铝增强烤瓷

（1）组成　氧化铝晶体的微粒（30μm）均匀分散于长石形成的玻璃相中。由于氧化铝具有高弹性模量和高断裂韧性，可显著提高瓷的强度。

（2）性能　随着氧化铝晶体含量的增加，瓷的强度增高，透明性降低。因此氧化铝晶体含量高的瓷只能用于瓷内冠的制作。弹性模量可达 123GPa，抗弯强度可达 135MPa。氧化铝晶体的热胀系数与玻璃基质接近，因此二者结合非常好，这也有助于增强瓷的强度。

烧结全氧化铝瓷：Procera 全铝瓷由 99.9% 的高纯氧化铝粉末组成，是氧化铝瓷系列中强度最高者。制作中首先扫描工作代型，然后将数据传输到制造商，在那里经计算机处理后磨削一个放大 20% 的代型，再将高纯氧化铝粉体以极高的压力干压在放大代型上，在 1550℃ 致密烧结。烧结后氧化铝基底冠为半透明状，抗弯强度可达 700MPa，表面再涂塑低熔点长石质烤瓷，完成修复体。

（二）热压铸全瓷材料

简称铸瓷，通过失蜡法铸造成形。由于瓷修复体的收缩可通过包埋材料的膨胀加以补偿，故形态准确，边缘适合性好。热压铸方法可减少瓷体内大孔隙的形成，提高致密度和强度。玻璃成分较多，使得铸瓷材料具有半透明性，美观效果好，但与其他全瓷材料相比，强度相对较低。根据铸瓷材料中增强晶相种类的不同，可分为白榴石增强铸瓷和二硅酸锂增强铸瓷。

1. 白榴石增强铸瓷

（1）组成　在玻璃基质中分散有 35% ~55% 体积分数的白榴石晶体。

（2）性能　压铸成形的瓷体内气孔极少，致密度高。透明度与牙齿接近，抗弯强度为 112MPa，断裂韧性为 1.3MPa·m$^{1/2}$，维氏硬度为 5.6GPa，与牙釉质接近，对对颌牙的磨损较小。

2. 二硅酸锂增强铸瓷

（1）组成　由玻璃基质和分散其中的长棒状二硅酸锂晶体构成，晶体体积含量达 70%，长棒状的二硅酸锂晶体相互交叉，形成互锁结构，大幅提高了瓷的强度和断裂韧性。市售的瓷块为圆柱状，有不同的颜色和透明度（图 3-8）。

（2）性能　二硅酸锂晶体的热胀系数和折射率与玻璃基质接近，故半透明性较好，但不如白榴石增强铸瓷。压铸温度为

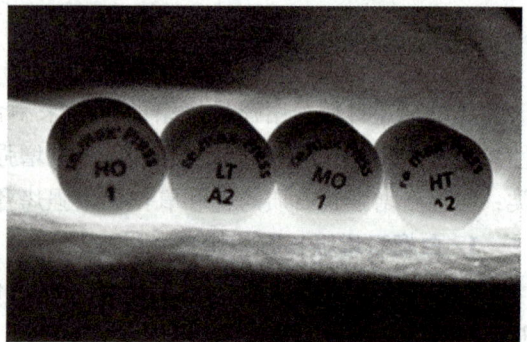

图 3-8　不同颜色和透明度的铸瓷块

890℃~920℃，在真空及压力下压入到材料转换腔中。压铸后瓷的强度高于白榴石增强铸瓷。抗弯强度为 380~420MPa，断裂韧性高于白榴石增强铸瓷，为 2.7MPa·m$^{1/2}$，弹性模量为 95GPa，维氏硬度为 5.5GPa。

（三）粉浆堆涂玻璃渗透全瓷材料

简称为玻璃渗透全瓷。将耐高温晶体粉末涂塑在多孔的耐火代型上，代型的孔隙将粉浆中的水分吸收，使粉体压紧成形，然后连同代型一起在 1120℃烧结 10 小时。烧结使晶体微粒初步形成具有一定强度的多孔骨架结构，代型收缩较修复体大，便于取下预烧体。之后在 1100℃下烧结 4 小时，将熔融镧系玻璃通过毛细管作用渗透进入骨架结构中，形成相互渗透的复合材料。渗透后材料的结构致密，气孔率和缺陷较传统烤瓷材料少。渗透玻璃与晶粒之间的热胀系数差异产生的压应力进一步提高了材料的强度。材料中晶粒的含量为 70%~80%，其余为渗透玻璃。根据晶体种类的不同，玻璃渗透全瓷可分为氧化铝基玻璃渗透全瓷、尖晶石基玻璃渗透全瓷和氧化锆增韧氧化铝玻璃渗透全瓷。

1. 氧化铝基玻璃渗透全瓷

（1）组成　基体瓷粉为纯氧化铝粉末，渗透玻璃粉为含有着色剂的镧-硼-硅系玻璃。

（2）性能　玻璃渗透后具有较高的强度，抗弯强度为 450MPa，断裂韧性高达 4.49MPa·m$^{1/2}$，维氏硬度为 9.4GPa，弹性模量 95GPa。由于透明性较差，通常用于做内冠，表面还需饰瓷。

2. 尖晶石基玻璃渗透全瓷

（1）组成　以镁铝尖晶石（$MgAl_2O_4$）为主晶相。

（2）性能　由于镁铝尖晶石的光折射率与玻璃基质接近，因此尖晶石基玻璃渗透全瓷的半透明性较高，抗弯强度约为 300MPa，可用于前牙全瓷冠的内冠。

3. 氧化锆增韧氧化铝玻璃渗透全瓷　粉体由氧化铝中加入 33% 氧化铈稳定的四方相氧化锆组成，其中四方相的氧化锆具有应力诱导相变增韧效应，抗弯强度提高至 650MPa，是玻璃渗透全瓷中强度最高的，但颜色更不透明，推荐用于后牙冠和桥。

（四）切削成形全瓷材料

切削成形全瓷材料是指利用 CAD/CAM 技术，通过机械切削工艺制作修复体的全瓷材料，分为长石基切削全瓷、二硅酸锂基切削全瓷、玻璃渗透切削全瓷和烧结切削全瓷。

1. 长石基切削全瓷

（1）组成　以长石为增强晶相，长石晶粒非常微小，直径为 2~6μm，均匀分散于玻璃基质中。

（2）性能　强度及韧性较差，硬度与釉质接近，抗弯强度为 120~150MPa，弹性模量为 40~50GPa，断裂韧性为 1.7~2.0MPa·m$^{1/2}$，细小的晶粒使得这种全瓷材料具有良好的切削性能和抛光性能。可用于制作前牙贴面与冠。

2. 二硅酸锂基切削全瓷　切削前的瓷块是用压铸的方法制作的,以二硅酸锂晶体为增强相的玻璃陶瓷晶粒细小,体积含量为60%～70%。切削成形后进行包埋、热处理,通过细小晶粒的长大,提高瓷的强度。这种瓷的力学性能较二硅酸锂增强铸瓷略差。抗弯强度为300～350MPa,弹性模量为95GPa,断裂韧性为2.0～2.5MPa·$m^{1/2}$,维氏硬度为5.8GPa。

3. 玻璃渗透切削全瓷　组成类似于粉浆堆涂玻璃渗透全瓷,将晶体粉末压制成坯块,然后进行预烧结。烧结的温度低,仅仅通过粉粒间的接触点烧结在一起,因此强度较低,易于切削。切削成形后再进行玻璃渗透。根据晶体粉末种类可分为氧化铝基玻璃渗透切削全瓷、尖晶石基玻璃渗透切削全瓷和氧化锆基玻璃渗透切削全瓷。

（1）**氧化铝基玻璃渗透切削全瓷**　切削的坯块由氧化铝粉末压制而成。玻璃渗透以后抗弯强度为530MPa,断裂韧性为3.5MPa·$m^{1/2}$,可用于制作单冠和前牙的三单位桥。

（2）**尖晶石基玻璃渗透切削全瓷**　切削的坯块由尖晶石粉末压制而成。玻璃渗透以后抗弯强度为330MPa,断裂韧性为2.48MPa·$m^{1/2}$,半透明性较好,适用于前牙单冠。

（3）**氧化锆基玻璃渗透切削全瓷**　切削的坯块由氧化铝粉末中加入33%氧化铈稳定的四方相氧化锆粉末压制而成。由于氧化锆具有应力诱导相变增韧效应,玻璃渗透以后抗弯强度高达650MPa,但半透明性较差,多用于后牙修复。

4. 烧结切削全瓷　目前国内应用日益广泛。

（1）**氧化钇稳定的氧化锆烧结切削全瓷**　由94%的氧化锆、5%的氧化钇和微量的氧化铝组成。将这些粉末压制成坯块,然后进行较低温度的预烧结,仅使粉末颗粒轻度烧结在一起。因强度较低,易于进行切削加工。切削成形后进行致密化烧结,烧结温度高达1450℃,烧结后形成致密的四方晶相氧化锆结构,基本没有玻璃相。烧结过程中伴有大约20%的体积收缩,所以切削时需要对修复体进行尺寸放大。氧化钇稳定的氧化锆具有优良的力学性能。抗弯强度为900～1100MPa,断裂韧性为5～8MPa·$m^{1/2}$,维氏硬度为13GPa,弹性模量为210GPa。具有一定的弹性形变能力,可以适当缓冲应力。由于氧化锆晶体折射率较高,可见光透过率较低,外观呈白垩色,因此只适用于做基底冠。氧化锆基底与饰面瓷的结合相对较差,在使用过程中容易崩瓷。

（2）**氧化铝烧结切削全瓷**　将纯氧化铝粉末压制成坯块,然后进行较低温度的预烧结,仅使粉末颗粒轻度烧结在一起。切削成形后进行高温（1550℃）致密化烧结,烧结后成为致密的氧化铝陶瓷。烧结过程中同样伴有大约20%的体积收缩,所以切削时也需对修复体进行尺寸放大。氧化铝烧结切削陶瓷的抗弯强度为600～700MPa,断裂韧性为5.0MPa·$m^{1/2}$,弹性模量为380GPa。弹性形变能力差,不能缓冲应力,多用于制作前牙单冠或多单位桥的基底冠。

三、全瓷加工技术

全瓷加工技术种类很多,有烧结全瓷技术、压铸陶瓷技术、渗透陶瓷技术、瓷沉积技术和 CAD/CAM 技术。目前使用的主要是压铸陶瓷技术和 CAD/CAM 技术。

（一）烧结全瓷技术

将瓷粉堆塑到耐火代型上，干燥后连同代型一起进行烧结。烧结过程中代型收缩，而后自动与修复体分离。这项技术具有较好的强度和边缘适合性。

（二）压铸陶瓷技术

采用与金属铸造相似的失蜡法制作修复体或基底冠，即先制作蜡型，包埋、失蜡后形成材料转换腔，再用专门的热压铸造机将熔融高强度陶瓷压入腔内成形，直接完成修复体，或者完成基底冠后再涂塑饰面瓷。代表商品有 IPS – Empress I，以白榴石作为增强相；IPS – Empress II，以二硅酸锂作为主晶相，提高了密度和强度。

（三）渗透陶瓷技术

由粉浆涂塑技术发展而来，采用高纯度氧化铝粉浆，手工涂塑成形，在熔点以下温度烧成多孔结构，再用玻璃熔融渗透后消除孔隙，致密化，形成玻璃氧化铝的复合体，再涂塑饰面瓷完成修复体。由于强度不佳，现已较少使用。

（四）瓷沉积技术

该技术是由德国 Wolceram 公司推出的一种类似于金沉积的陶瓷电泳沉积技术，使用 Vita 公司的氧化铝全瓷、氧化锆全瓷或尖晶石全瓷为材料，用电泳沉积方法成形渗透陶瓷底冠。与传统粉浆涂塑成形底冠相比，不需要翻制耐火材料模型，不需要预烧结。

瓷沉积技术是电泳沉积（EPD）在口腔修复技术领域的应用。将原始代型导电后置于电泳设备的阴极或阳极，将氧化铝或氧化锆或尖晶石粉浆置于另一极，施加恒定电流实现粉浆颗粒的电泳，最终直接在原始代型上形成厚度均匀的底冠。底冠的厚度取决于沉积工作电压和工作时间。常规烧结，玻璃渗透完成全瓷底冠，上饰面瓷，完成整个全瓷修复体。可用于制作四单位的固定桥，前、后牙单冠，种植桥以及各种种植体瓷基台。随着 CAD/CAM 技术的发展，瓷沉积技术正逐渐被市场淘汰。

（五）CAD/CAM 技术

CAD/CAM 技术主要用于牙科氧化锆的加工。1986 年西门子公司率先生产出 Cerec I 型牙科 CAD/CAM 系统。但它仅能完成简单的嵌体和前牙贴面的制作，不能制作全冠和高嵌体。

1994 年西门子公司又推出 Cerec II 型牙科 CAD/CAM 系统，不仅能完成嵌体、高嵌体及前牙贴面，而且能制作形态完整的全瓷冠。它通过光学摄像系统采集印模，转换成数字化模型，在计算机上进行修复体设计，并将图形文件进行数字化处理传入计算机辅助制作系统，进行修复体的加工。

1992 年瑞士推出 Celay Copy – milling 系统，它的制作原理如同配钥匙一样，首先制出一个暂时性的树脂修复体轮廓，并以此作为模坯，用一机械式描绘系统描记模坯形状，并使其同步传到加工系统，进行修复体的制作。

CAD/CAM 机加工陶瓷为预成瓷块，可在椅旁直接加工完成修复体。更多时候采用复合机加工涂塑，即机加工预成半烧结的陶瓷块成为基底冠或者桥架，然后再进行致密化烧结，最后上饰面瓷，完成修复体。

四、全瓷修复体的强度（瓷 - 瓷结合）

全瓷修复体的强度取决于全瓷材料、核心瓷与饰面瓷的粘结、修复体厚度及设计，同时与临床粘结技术和下方支持结构有关。临床常见的失败案例是饰面瓷的剥脱和核心瓷的碎裂，因此，抑制裂纹扩展对于修复体的成功非常重要。

在全瓷修复中，全瓷与饰面瓷的热胀系数匹配至关重要，通常要求饰面瓷的热胀系数略低于核心瓷的热胀系数，以利于在饰面瓷内产生合适的压应力，从而抵抗微裂纹传播。Steiner 等的研究提示，在核心瓷和饰面瓷间的热胀系数差小于 $1ppm/℃$ 时，瓷层结构不会产生可见的微裂纹。与烤瓷合金的柔韧性相比，核心瓷属脆性材料，如果残余应力导致材料的形变超过 0.1% 就会引起核心瓷的碎裂。因此对热胀系数匹配的要求更加严格。

近年来，随着新型核心瓷材料强度和韧性的不断提高，修复体临床破坏主要表现为饰面瓷层的部分或结合界面剥脱。核心瓷与饰面瓷的厚度比是控制裂纹起始部位的主要因素。适当的厚度控制可使饰面瓷承受压应力而核心瓷承受张应力。双层瓷结构的强度随着核心瓷厚度的增大而增大，饰面瓷越薄，压应力越接近饰面瓷表面，但临床上增加核心瓷的厚度对美观会产生影响。研究还表明，核心瓷存在一个最小厚度，当超过这个最小厚度时，核心瓷厚度的增加对材料的性能影响就不明显。对氧化锆来说，当厚度超过 0.4mm 时，材料强度提高就不明显了。

此外，影响界面粘结强度的因素还有饰面瓷对核心瓷表面的润湿性、饰面瓷烧结收缩、因温度和应力在氧化锆陶瓷界面产生的相变、工艺过程缺陷等。

第四节 陶 瓷 牙

成品陶瓷牙是由工厂生产的各种型号、色号的陶瓷牙，主要用于牙列缺损缺失的修复。前牙装有一个或两个镀金钉，以提供与义齿基托的结合固位，后牙的盖嵴面中心有横向的圆洞，以便与义齿基托形成机械固位。

陶瓷牙具有硬度高、耐磨性好、在口腔环境中性能稳定、色泽美观等优点，但它与塑料基托的结合强度不及塑料牙，而且脆性较大。

一、种类

按固位方式可分为有孔瓷牙、无孔瓷牙、固位钉瓷牙（图 3 - 9）。按殆面形态分为解剖式、半解剖式和无尖瓷牙。

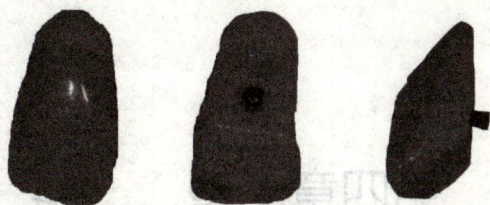

图 3-9 固位钉陶瓷牙

二、性能

抗压强度 >160MPa，透光率 0.35~0.55，含砷量 <0.0002%，pH 值 5.9~6.8（煮沸 24 小时），溶解值 <1.4%（24 小时的水溶解度）。塑料牙、陶瓷牙和牙釉质的性能比较见表 3-2。

表 3-2　塑料牙、陶瓷牙和牙釉质的性能比较

性能	塑料牙	陶瓷牙	牙釉质
密度（g/cm^3）	1.2	2.4	
线胀系数（×10^{-6}·K^{-1}）	80	7	11.4
弹性模量（GPa）	2.5	80	46~130
硬度（MPa）	20	500	2940~4800

三、临床应用

1. 陶瓷牙不能用于对颌为天然牙或金修复体的，因为会造成对颌牙的过度磨损。
2. 陶瓷牙多用于牙槽嵴丰满、颌间距离充分以及上下颌均为义齿的患者。
3. 用硅烷偶联剂处理陶瓷牙，可使陶瓷牙与基托材料形成化学性粘结。
4. 排牙时如需打磨，应润湿陶瓷牙，避免快速的加热或冷却。

自我检测

1. 金瓷结合机制有哪些？如何提高金瓷结合力？
2. 陶瓷的显微结构通常由_____、_____和_____组成。
3. 陶瓷材料的结合键主要有_____、_____和_____。
4. 玻璃相是陶瓷材料的重要组成相，它对陶瓷的性能有哪些影响？
5. 国际标准常用什么方法来检测金瓷结合力？
6. 影响全瓷修复体强度的因素有哪些？
7. 铸瓷有哪几种？组成和性能有何不同？
8. 临床应用陶瓷牙时应注意什么？
9. 切削陶瓷有哪几种？分别叙述它们的组成、性能和适应证。

第四章 塑 料

本章导学

　　塑料为合成的高分子化合物（聚合物），可以进行塑性加工，是利用单体原料聚合而成的材料，由合成树脂及填料、增塑剂、稳定剂、润滑剂、色料等添加剂组成。在加工条件下具有流动性和可塑性，并能加工成形。当去除压力和冷却后，仍能保持加工时的形状。塑料的主要成分是合成树脂。树脂这一词最初是由动植物分泌出的脂质而得名，如松香、虫胶等，目前树脂是指尚未与各种添加剂混合的高聚物。塑料的基本性能主要取决于树脂的本性，但添加剂也起着重要作用。有些塑料基本上是由合成树脂组成，不含或只含少量添加剂，如聚甲基丙烯酯甲酯，缩写代号PMMA，俗称有机玻璃，1937年作为义齿基托材料被引入牙科。因此在牙科，塑料和树脂这两个名词经常混用，本教材统一称作塑料。目前，丙烯酸类塑料在牙科技工室有广泛的应用，如义齿基托塑料、义齿饰面塑料、纤维增强型支架塑料、制人工牙用塑料、制模型用塑料、制熔模用塑料等。

塑料的主要特性：

①大多数塑料质轻，化学性能稳定，不会锈蚀；②耐冲击性好；③具有较好的透明性和耐磨性；④绝缘性好，导热率低；⑤一般成形性、着色性好，加工成本低；⑥大部分塑料耐热性差，热膨胀率大，易燃烧；⑦尺寸稳定性差，容易变形；⑧多数塑料耐低温性差，低温下变脆；⑨容易老化；⑩某些塑料易溶于溶剂。

第一节　义齿基托材料

　　基托是义齿覆盖在无牙牙槽嵴，与承托区黏膜直接接触的部分。它将义齿的各部分连接在一起，供人工牙排列，分散和传导殆力。

　　理想的基托材料应具备以下性能：

1. 强度和耐久性。

2. 加工过程的尺寸稳定性和准确性。

3. 具有化学稳定性。

4. 颜色稳定，且与牙龈色相似。

5. 与塑料、金属、陶瓷能粘结。

6. 无味。

7. 不溶于唾液，且吸水性差。

8. 具有生物相容性。

9. 易于制作和修理。

10. 价格适中。

制作义齿基托的常用材料是聚甲基丙烯酸甲酯及其改性产品。根据其固化方式可分为加热固化型基托塑料、室温固化型基托塑料和光固化型基托塑料。

一、加热固化型基托塑料

加热固化型基托塑料简称热凝塑料。

（一）组成

基托塑料一般由液剂（牙托水）和粉剂（牙托粉）两部分组成（表4－1）。

表4－1　丙烯酸基托塑料粉剂和液剂的主要成分

粉	液
丙烯酸聚合物（或共聚物）粉	单体
引发剂	阻聚剂
颜料	促进剂
遮色剂	交联剂
增塑剂	
有色有机纤维	增塑剂
粉状无机物	

1. 粉剂

（1）主要成分是甲基丙烯酸甲酯的聚合物，加入少量的甲基丙烯酸乙酯、丁酯或其他烷基酯改性的聚合物以提高聚合物的强度。

（2）少量的引发剂，一般为过氧化物，如过氧化苯甲酰（BPO）。

（3）颜料有钛白粉、镉红、镉黄等，以使制成的义齿基托具有与牙龈相似的色泽。为适应不同牙龈色泽的需要，我国将牙托粉根据其颜色分为三种，即1号、2号、3号，随着号数增大，牙托粉趋向红色。

（4）少量的红色合成尼龙或丙烯酸纤维加入材料中，用于模拟口腔黏膜的微小血管，提高义齿的美观性。

（5）粉状无机物如玻璃纤维和氧化铝晶须，可增加塑料的刚性，降低热胀系数，改进热的扩散。

2. 液剂

（1）主要成分是甲基丙烯酸甲酯（MMA），它是合成聚甲基丙烯酸甲酯的原料，亦叫单体。在常温下是无色透明的液体，易挥发，易燃。因此单体一般贮存于棕色瓶中，应低温、远离火源保存。还应注意使用后要把瓶盖拧紧。

（2）微量的阻聚剂。在光、热、电离辐射和自由基的激发下，甲基丙烯酸甲酯容易发生加成聚合，形成聚合物，必须加入少量的阻聚剂如氢醌，以利于操作和保存。阻聚剂的含量极微小（0.003% ~0.1%），不会影响正常聚合反应。

（3）有时加入增塑剂是为了形成柔软的、更加富有弹性的聚合物。增塑剂常用邻苯二甲酸二丁酯。使用增塑剂的缺点是它们会逐渐从塑料中析出而进入口腔唾液，导致基托变硬。通过添加甲基丙烯酸丁酯、甲基丙烯酸辛酯，也可起到增塑剂的作用，且不会析出到口腔唾液，能使材料持续保持柔软。

（4）有些牙托水中加入1% ~3%的交联剂，如双甲基丙烯酸乙二醇酯等，可提高基托塑料抗表面微裂纹性，降低溶解性和吸水性。

（二）聚合原理

为自由基链锁聚合反应。口腔中应用的大多数高分子材料都是这种聚合方式。自由基（又称游离基）是有机化合物分子中的共价键在光、热、射线的影响下分裂成为两个带独电子的活泼基团。自由基聚合反应的过程如下：

1. 链引发　单体在引发剂或光、热、辐射等的作用下产生自由基的过程。牙科使用的高分子材料中应用较广的是使用引发剂引发聚合。在聚合反应中能产生自由基而使单体活化的物质称为引发剂。其分子结构上具有弱键，在热能和辐射等作用下，弱键分裂成两个自由基。引发剂分为无机过氧化物引发剂、有机过氧化物引发剂、偶氮化合物引发剂等。

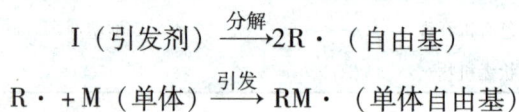

$$I（引发剂）\xrightarrow{分解}2R\cdot（自由基）$$

$$R\cdot+M（单体）\xrightarrow{引发}RM\cdot（单体自由基）$$

引发剂产生自由基的方式有以下几种：

（1）**热分解型引发**　用于此型引发的引发剂种类很多，常用的有过氧化苯甲酰（BPO）。BPO加热至60℃ ~80℃时，其分子分裂为两个自由基，使单体活化和聚合。热凝塑料为此种引发方式。

（2）**氧化还原型引发**　BPO等过氧化物引发剂与具有还原作用的有机叔胺类物质（如芳叔胺、对甲苯磺酸钠）组成氧化还原体系，这样可降低引发剂的分解温度，使其在常温下引发聚合。此又称为室温固化型或化学固化型引发。自凝塑料为此种引发方式。

（3）**光引发**　有些化合物在一定波长的光照下吸收光量子后能分解成自由基，引发单体聚合。这种化合物称为光敏引发剂，这种引发方式称为光引发。常用的引发剂有安息香醚、樟脑醌等。光固化型基托塑料为此种引发方式。

2. 链增长　在链引发阶段形成的单体自由基有很高的活性，它能与其他单体分子结合成更多的链自由基。聚合反应可在极短的时间内放出大量的热。

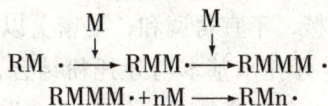

$$RM\cdot \xrightarrow{\overset{M}{\downarrow}} RMM\cdot \xrightarrow{\overset{M}{\downarrow}} RMMM\cdot$$
$$RMMM\cdot +nM \longrightarrow RMn\cdot$$

3. 链终止 自由基有相互作用的强烈倾向，两自由基相遇时，由于独电子消失而使链终止。

$$Mn\cdot +Mm\cdot \longrightarrow 最终聚合物$$

在临床应用时，将牙托粉和牙托水按一定比例调和后，牙托水渗入到牙托粉颗粒内，使牙托粉溶胀，经一系列物理变化而形成面团状可塑物，将此可塑物充填入型盒内的材料转换腔内，然后进行加热聚合处理。当温度达到68℃~74℃时，牙托粉中的引发剂BPO发生热分解，产生自由基，从而引发甲基丙烯酸甲酯单体进行链锁式的自由基聚合，最终形成坚硬的义齿基托。

（三）热处理方法及技工室应用

1. 模型准备 蜡型装盒、去蜡后，形成材料转换腔（图4-1），涂分离剂待用。需强调的是，加热固化型基托塑料对水蒸气很敏感。因此，必须对石膏和材料转换腔进行可靠的隔离处理（涂藻酸盐分离剂）。只有这样，才能使聚合出的塑料基托具有不粘连石膏的光滑表面和满意的质量。

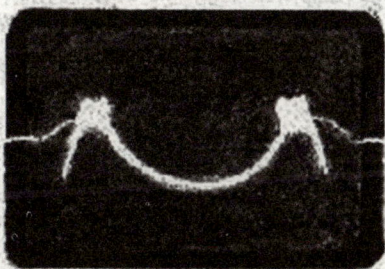

图4-1 去蜡后形成的材料转换腔（横断面）

2. 调和牙托粉和牙托水 通常牙托粉与牙托水的调和比例为3:1（体积比）或2:1（重量比）。可按需要先将一定量的牙托水置于清洁的玻璃或瓷制调杯中，再将牙托粉撒入其中，直至牙托粉完全被牙托水所浸润但又看不出多余的牙托水，即为合适的比例，然后用不锈钢调刀调和均匀，加盖，等待调和物变为面团样可塑物。

3. 调和后的变化 材料调和后，牙托水逐步渗入牙托粉内，其变化过程，按其宏观现象，人为地分为以下六个阶段：

（1）湿砂期 牙托水尚未渗入牙托粉内，存在于牙托粉颗粒之间，调和无阻力，触之如湿砂状。

（2）稀糊期 牙托粉表层逐渐被牙托水所溶胀，颗粒挤紧，粒间空隙消失，调和物表面显得牙托水多，调和时无阻力。

（3）**黏丝期**　牙托水继续溶胀牙托粉，牙托粉颗粒进一步结合成为黏性的整块。此时易于起丝，易粘手指和器械，不宜再调和，要密盖以防牙托水挥发。

（4）**面团期（可塑期）**　牙托水基本与牙托粉结合，无多余牙托水存在，成为没有黏性、具有良好塑性的团块，可随意塑成任何形状。此期为填塞型盒的最佳时期。

（5）**橡胶期**　调和物表面牙托水挥发成痂，内部则还在变化，呈较硬而有弹性的橡胶体。

（6）**坚硬期**　调和物继续变化，牙托水进一步挥发，形成坚硬脆性体。其中的牙托水并未聚合，牙托粉的颗粒间仅依靠吸附力结合在一起。

上述变化是一连续物理过程，最后形成的硬性脆性体并不是所期望的聚合体，其强度是很低的。

4. 影响面团期的因素

面团期是充填型盒的最佳时期。对于一般材料来说，在室温下按照常规粉液比，从开始调和至面团期形成的时间是 20 分钟左右，在面团期持续 5 分钟。实际工作中必须掌握好以上两个时间，以便能从容地充填型盒。

影响面团期形成的因素如下：

（1）**牙托粉的粒度**　粒度越大，溶胀速度越慢，到达面团期所需的时间愈长，反之亦然。

（2）**粉液比**　在一定范围内，粉液比大，则材料容易到达面团期；粉液比小，则需较长时间才能到达面团期。在工作中不能为了调整面团期形成时间而人为地改变粉液比，否则将影响基托的质量。

（3）**环境温度**　环境温度高，面团期形成时间缩短；环境温度低，面团期形成时间延长。

为了加快或延缓面团期形成时间，可通过改变温度来进行。夏天，为了延缓面团期形成时间及延长面团期持续时间，可将调和物放于冰箱。冬天，可将调和物用温水浴加热来加快面团期的形成，但不可直接在火焰上加热，因单体的液体或蒸汽具有可燃性。在用温水加热时，注意不要让水接触到调和物，且水温不可超过 55℃，以免引发聚合，使调和物变得较硬而无法充填型盒。

5. 填塞　填塞操作在面团期进行。将调和物捏塑均匀，加压填入型盒内，使其充满整个材料转换腔（图 4 - 2、图 4 - 3）。

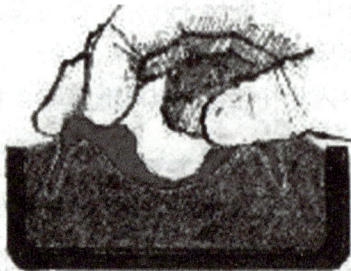

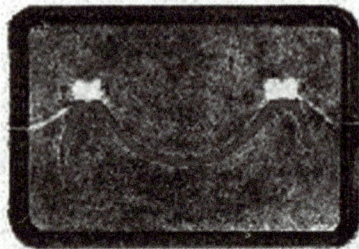

图 4 - 2　填入面团期基托塑料　　　图 4 - 3　上下型盒组装加压加热后塑料成形
（人工牙为成品牙）

6. 热处理　热处理是对填塞好的塑料进行加热处理，使其中的单体聚合，完成材料的固化成形。热处理通常采用水浴加热法。目前，常用的水浴加热法有以下两种：

（1）将型盒放入 70℃ ~ 75℃ 水中，恒温 90 分钟，然后升温至沸腾，维持 30 ~ 60 分钟，自然冷却。

（2）将型盒置于室温水中，缓慢加热，使其在 90 ~ 120 分钟内（视充填塑料的体积大小而定）缓慢升温至沸腾，维持 30 ~ 60 分钟，自然冷却。

加热固化型义齿基托塑料热处理时之所以要对温度进行控制，是因为热处理的过程是单体聚合的过程。第一个阶段是链引发，链引发是吸热反应。当水温达到 70℃ 以上时，型盒中塑料调和物的温度达到 60℃ 以上，引发剂 BPO 吸收热量分解产生自由基，引发 MMA 聚合。第二阶段是链增长阶段，聚合反应在极短时间内放出大量热量。由于塑料被包在石膏之中，石膏是热的不良导体，塑料温度急剧上升。若此时型盒外水浴的温度很高，型盒内热量不能有效散发，塑料的温度就会迅速升高，超过单体的沸点 100.3℃，甚至达到 135℃。这么高的温度会使未聚合的 MMA 大量挥发，最终在聚合的基托中形成许多气泡，结果将严重影响基托的质量。所以在链增长阶段应把水温控制在 70℃ ~ 75℃，型盒内外温差大，可使部分热量向外传导散发，这样塑料的温度不至于超过单体的沸点，也就不会在基托内形成气泡。在聚合高峰过去后，将水浴温度升至 100℃，保持一定时间以增加单体聚合转化率，使基托较薄处及残留的单体较彻底的聚合。

目前市场上出现了一些快速热处理的塑料，热处理的温度控制不同。其温度控制为：将型盒置于 100℃ 的水中，维持 20 分钟，自然冷却。其温控为何如此，成分有何不同属于商业机密，目前尚不清楚。

7. 冷却　在热处理完成后，应把加热源切断，型盒须缓慢地在水槽中冷却。对于义齿的配合精度来说，型盒的正确冷却具有重要意义（图 4 - 4）。

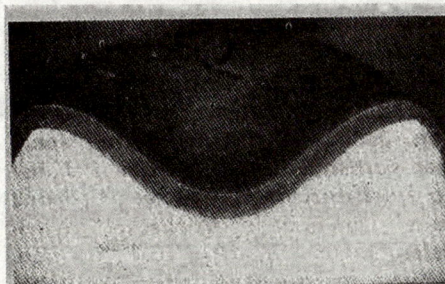

图 4 - 4　正确聚合冷却后的上颌义齿基托（截面图）

如果型盒在冷水中被迅速冷却，则会在石膏和树脂间发生不均匀收缩。这样义齿内部出现巨大应力，使得义齿基托局部的从模型上翘起来（图 4 - 5）。

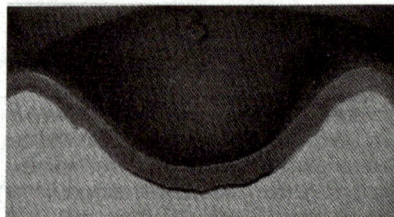

图4-5　快速冷却后的上颌义齿基托截面图

8. 打磨　在打磨过程中应防止产生高热引起基托变形。

（四）性能

1. 物理、力学性能

（1）**热学性能**　①加热固化型基托塑料是热的不良导体，会影响被覆盖黏膜的温度感觉。②加热固化型基托塑料的热胀系数较天然牙、陶瓷牙和金属牙大得多。在冷热变化过程中，由于膨胀程度不同，将影响基托塑料与陶瓷牙、金属牙和天然牙的结合。所以瓷牙、金属与塑料的接触部分必须有固位装置。③加热固化型基托塑料热变形温度是94℃，不能在过热的液体中浸泡或消毒，以免变形影响使用。此外，在进行义齿修理时，修理温度应保持较低。

（2）**体积收缩**　当牙托粉与牙托水按体积比3:1混合后，调和物聚合后体积收缩的理论值是7%，线收缩的理论值为2%。事实上，临床上制得义齿的收缩率远没有这么大。一般认为，此时的收缩被石膏型盒所限制。义齿的收缩主要是冷却过程的收缩。一般义齿的线收缩为0.2%~0.5%。

（3）**吸水性**　聚甲基丙烯酸甲酯是一种极性分子，由其制作的义齿基托浸水后能吸收一定的水分。基托吸水后体积稍有膨胀，这种膨胀有利于补偿义齿冷却过程中的收缩，改善义齿基托与口腔组织间的密合性。义齿基托失水干燥后会引起变形。因此，义齿基托制作完成或取下后应浸泡于水中。

（4）**力学性能**　加热固化型聚甲基丙烯酸甲酯是目前较好的基托材料，但它还存在着韧性不足、硬度不大、有时会出现折裂现象，影响义齿的正常使用。近年来，一些具有高强度、高韧性的义齿基托材料如丁苯橡胶增强材料在临床应用，已取得较好效果。

2. 化学性能

（1）**溶解性**　聚甲基丙烯酸甲酯能溶于丙酮、氯仿等有机溶剂。消毒液和酒精尽管不能溶解基托塑料，但会使其表面产生银纹（开裂或细小裂纹），使表面泛白花，影响其性能及寿命。所以在工作中应避免用酒精擦洗义齿。

（2）**老化性**　高分子材料在日光、大气、受力和周围介质的作用下会出现发黄、龟裂、变形、机械强度下降等现象，称为老化。与其他塑料相比，聚甲基丙烯酸甲酯的抗老化性是较好的。

3. 生物学性能　一般情况下，固化完全的聚甲基丙烯酸甲酯很少引起过敏反应。

但是临床使用的基托，聚合后不同程度的残留有甲基丙烯酸甲酯单体，而甲基丙烯酸甲酯单体或单体中的其他微量成分可引起过敏反应。

单体在室温下即可挥发，并对呼吸道造成刺激。吸入大量单体蒸汽后会引起恶心。在面团期填塞型盒时，要避免用手直接接触面团期的塑料，最好戴上一次性手套来保护手，因为单体还可造成皮肤脱脂。

（五）注意事项

1. 基托中产生气泡　在基托的制作过程中，若不注意操作规程，会导致基托中出现气泡。气泡的出现不仅影响美观，而且会成为基托断裂的引发点。产生气泡的原因有以下几点：

（1）热处理升温过快、过高　热处理不可升温过快、过高，否则，会在基托内部形成许多微小的球状气孔，分布于基托较厚处（图4-6）。且基托体积越大，气孔越多。

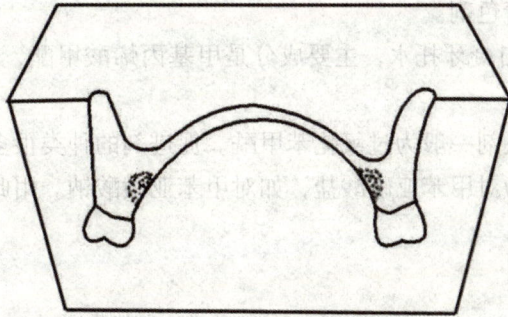

图4-6　气泡分布示意图

（2）粉液比例失调　①牙托水过多：聚合时体积收缩大且不均匀，可在基托各处形成不规则的大气泡。②牙托水过少：牙托粉未完全溶胀，可形成微小气孔，均匀分布于整个基托内。多见于调和时单体过少，或调和杯未加盖使牙托水挥发，或因石膏模型与基托塑料间分离剂隔离不良，牙托水渗入石膏所致。

（3）充填时机不准　①填塞过早：若填塞过早，容易因粘丝而人为带入气泡，而且调和物流动性过大，不易压实，容易在基托各部形成不规则的气孔。②填塞过迟：调和物变硬，可塑性和流动性降低，可形成充填缺陷。

（4）压力不足　会在基托表面产生不规则的较大气孔或孔隙，尤其在基托细微部位形成不规则的缺陷性气泡。

2. 基托变形

（1）装盒不妥，压力过大　若上下型盒仅石膏接触受力，加压过大时，易引起石膏模型变形，从而导致基托变形。

（2）填胶过迟　调和物超过面团期，可塑性下降，强行加压成形，常使模型变形或破损，导致支架或人工牙移位，引起基托变形。

（3）升温过快　基托塑料是热的不良导体，若升温过快，基托表层聚合速度较内部要快，产生的聚合性体积收缩不均匀也能使基托变形。

（4）**冷却过快，开盒过早**　如果型盒在冷水中被迅速冷却，则在石膏与塑料间发生不均匀收缩，这样义齿内部出现巨大应力，使得义齿基托局部从模型上翘起来。开盒过早，还易使未充分冷却硬固的基托被拉变形。

（5）**磨光时操作不慎**　因操作不慎产生高热，引起基托变形。

二、室温固化型基托塑料

该种材料又名化学固化型基托塑料，简称自凝塑料。所谓自凝是相对于加热固化而言，是指在室温下能够固化，不必额外加热的意思。

（一）组成

与热凝塑料一样，也是由粉剂和液剂两部分组成。

1. 粉剂　粉剂又称自凝牙托粉，主要成分是甲基丙烯酸甲酯的均聚粉或共聚粉，还含有少量的引发剂和着色剂。

2. 液剂　液剂又称自凝牙托水，主要成分是甲基丙烯酸甲酯，还有少量的促进剂、阻聚剂及紫外线吸收剂。

自凝塑料常用的引发剂一般为过氧化苯甲酰。促进剂的种类很多，主要有两类：一类是有机叔胺；另一类为对甲苯亚磺酸盐，如对甲苯亚磺酸钠。用此类促进剂聚合的塑料，色泽稳定性好。

（二）聚合原理

自凝塑料的聚合过程与热凝塑料相似，所不同的是链引发阶段产生自由基的方式不同。促进剂有机叔胺或对甲苯亚磺酸盐，在常温下与引发剂过氧化苯甲酰发生剧烈的氧化还原反应，释放出自由基，从而引发聚合。

（三）应用

自凝塑料主要用来制作正畸活动矫治器、腭护板、牙周夹板、个别托盘、暂时冠桥以及义齿修理、重衬等，也可用来制作简单义齿的急件。常用的方法有以下几种：

1. 糊塑成形法　先在石膏模型上涂分离剂，或将石膏模型用水浸透，按粉液比2:1（重量比）或5:3（体积比）取适量材料调和，加盖放置。待调和物呈稀糊状时，将调和物在模型上成形。

自凝塑料调和后，所允许的操作时间是有限的。一般在糊状期塑形，此期流动性好，不粘丝，不粘器械，容易塑形。若塑形过早，调和物流动性太大；若塑形过迟，调和物已进入丝状期，易粘器械，不便操作，也容易带入气泡。

2. 模压成形法　自凝塑料也可采用模压成形法进行加工。自凝塑料在装盒操作和聚合方式上与热凝塑料类似。自凝塑料的模压成形法与热凝塑料相比有如下优点：

①聚合时间较短。②不必加温到100℃和在其后进行冷却，从而可避免石膏和塑料

的相应的冷却收缩。因此，通过模压成形的自凝塑料基托的尺寸稳定性更好。也就是说，自凝塑料基托更适合于口腔黏膜。

自凝塑料在聚合反应完成后，其残余单体含量仍高于热凝塑料，数值为 2%～5%。如果使型盒中的塑料在大约 40℃ 的温度下进行后续聚合，则上述较高的残余单体含量可被降低到 1%～2%。此种残余单体的聚合是在供入热量的情况下进行的。即使不供入热量，残余单体也会缓慢聚合，因而自凝塑料中的残余单体含量也会缓慢下降。即使进行冷聚合，也会产生一些反应热，因此必须使型盒慢慢冷却到室温。

（四）性能

1. 用模压成形法制作的自凝塑料基托，在力学性能上，例如抗弯强度、弹性与热凝塑料是不相上下的。

2. 自凝塑料中可能含有引起对甲基丙烯酸甲酯敏感的患者发生过敏反应的甲基丙烯酸甲酯残留单体。这一反应会随着残留单体从树脂中析出而消失。

3. 用模压成形法制作的自凝塑料修复体比用热凝塑料制成的相应修复体配合精度要高。

三、光固化型基托塑料

该基托塑料由二甲基丙烯酸氨基甲酸酯基质、丙烯酸共聚物、超微填料和光引发体系组成，成品是预混合好的片状材料，稠度类似腻子。当这种材料还是柔软态时将其压入模型，在光固化箱中用波长 400～500nm 的蓝光光照固化，用于制作颌关系记录基托或全口义齿和种植义齿用的个别托盘，也可用于义齿修理。如在人工牙上黏附一些未固化的基托材料，就位在基托上，修整解剖外形，然后在光固化箱中固化。在光固化箱中，义齿边旋转边受到光照射，以使受光均匀。目前有多种配方的光引发丙烯酸塑料被用于口腔修复中。

四、其他类型基托材料

（一）注射成形塑料

此类材料一般为热塑性塑料，如聚砜、聚碳酸酯、尼龙。注射成形前需将材料加热，使其软化成黏流态，然后将材料装入注射管内，安装到专用的注射机上，加压将黏流态的材料注入有材料转换腔的型盒内，冷却后取出义齿。此类材料的代表性产品有 Valplast 弹性义齿材料。它是一种尼龙材料，有一定的弹性和较好的韧性，可以制作具有一定弹性的基托和与基托相连的仿牙色或牙龈色的卡环。具有较好的美观性能，戴着舒适，被誉为隐形义齿。但此种材料刚性不足，所制义齿不能充分分散咬合力，咀嚼效率较低，而且不易抛光，损坏后也不易修理。有些产品不能重衬，主要用于制作局部可摘义齿。

（二）热塑变形加工膜料

此类材料均为热塑性塑料，所用到的膜料可为不同材料，例如聚苯乙烯、聚乙烯、聚氯乙烯、聚甲基丙烯酸甲酯、醋酸纤维丁酸酯等。用红外热源或火焰把上述材料加热到塑性态，之后利用压缩空气装置把膜料压贴于模型上。由于膜料在进行成形加工前必须进入塑性态，在冷却时会发生收缩，因此用压膜法制作的物件要比规定尺寸小些。主要用于制作正畸保持器、咬合夹板、防夜磨牙夹板等。

第二节　饰面塑料

饰面塑料主要用于双套冠、义齿冠和桥的饰面，也用于不规则贴面和嵌体的制作。一般是装于软管或注射器中供货的，采用氧化还原引发体系或光照射引发体系实现聚合。

一、组成

与牙釉质和牙本质相比，MMA 和 PMMA 的耐划痕性、抗压强度和硬度都太低，而且收缩率太大，纯 MMA 聚合收缩率高达 21%（体积比）。

采用耐磨性填料可克服上述缺点。也就是说，可在树脂颗粒阵列中添加适量的填料颗粒制成复合塑料（BisGMA）。一般来说，树脂在复合物中的重量百分比应大于 50%，填料在复合物中占的重量百分比应小于 50%。为了使树脂颗粒和填料牢固地结合在一起，需使其中的无机组分"硅烷化"，并用牢固结合的 MMA 层加以覆盖。把树脂颗粒与适当的填料复合在一起以改善塑料的力学性能，此种加工工艺被称为复合。添加的填料有玻璃微珠、玻璃纤维、石英粉和各种硅酸盐料。上述填料的粒度为 $10 \sim 40 \mu m$。如果采用超微填料，平均粒度仅为 $0.05 \mu m$，用超微填料聚合出来的产物很容易被抛光。

二、性能

（一）优点

与 MMA 系统比较，饰面塑料具有以下优点：

1. 聚合收缩率小于 MMA 塑料。
2. 具有较高的硬度和强度，但脆性较大。
3. 热胀系数较小。
4. 吸水率较小。
5. 挥发性较小。

（二）缺点

这种光固化型饰面塑料是硬而坚固的，但是它也有一些缺点，即较脆而且有一定收缩率。也就是说，金属与塑料之间会出现很小的间隙，受力后塑料易从金属表面脱落。

三、金属与塑料的结合机制

金属与塑料过去主要靠机械式倒凹固位，为了提高塑料与金属之间的结合强度，科学家们利用了以下事实：不饱和的硅烷一方面可与二氧化硅结合，另一方面又可以与PMMA或饰面塑料结合。因此科学家们研究出了一种方法，利用该方法可把二氧化硅层附着于金属表面，之后以硅烷作为中介黏合剂使遮光层粘于二氧化硅层上。这样一来就可以取消机械固位用倒凹，使得饰面层具有较大的有效厚度而得到较好的色调效果。

技工室在对金属表面进行喷砂处理和净化后，应在金属表面涂粘结剂，并用光照法使其发生聚合。利用适当的溶剂使上述表面活化，于是它就与遮光层实现了化学结合。

在金属基底与塑料饰面间采用粘合固位的目的是在两者之间形成无缝隙的结合。根据用途的不同，人们将其分为两类：一类是不采用机械式倒凹而只依靠粘结的方法，另一类是既依靠机械式倒凹又依靠粘结的方法。目前，常采用第二种。

第三节　塑料牙

一、成品塑料牙

（一）组成与结构

成品塑料牙由丙烯酸树脂和改性丙烯酸材料制成。通过加入不同的颜料，生产出具有各种色调的塑料牙。塑料牙的牙芯由线性高分子材料制成，外层覆盖高度交联的高分子材料，并加入一定量的无机物做增强填料。常用的填料是经硅烷化处理的超微 SiO_2 颗粒。这样制作的人工牙外层耐磨性和硬度较高，内层韧性较大，各层塑料间牢固结合成一个整体。

（二）性能

塑料牙密度小，约为陶瓷牙的一半，线胀系数大，弹性模量低，硬度低，韧性好。但吸水后尺寸略有改变，耐磨性差，不适用于对颌为金属、陶瓷的义齿（表4－2）。

表4－2　塑料牙与陶瓷牙的性能比较

塑料牙	陶瓷牙
高弹性	很脆
坚韧	易碎
软，不耐磨（20MPa）	硬，耐磨（500MPa）
不溶于唾液，但可吸水导致尺寸变化	无尺寸变化

续表

塑料牙	陶瓷牙
热变形温度低，压力可引起变形	热变形温度高，咀嚼压力下不变形
与基托塑料粘结好	与基托塑料粘结差，主要靠机械固位*
咀嚼无声	咀嚼时有咔哒声
容易磨改和抛光	不易磨改，打磨会破坏表面釉层
容易老化变色或出现裂纹	偶尔会裂开

*如果用硅烷处理过，就不是这样。

（三）塑料牙的技工室应用

塑料牙使用时应注意以下几点：

1. 应仔细把塑料牙盖嵴部的蜡完全去除干净。

2. 在压入基托塑料之前，应把塑料牙的盖嵴部打毛或涂上浸润剂，以便使可稍被溶解的牙芯与基托塑料之间发生化学结合。这一点对于自凝塑料来说比热凝塑料更为重要。

3. 塑料牙表面被打磨之处必须进行良好的后续抛光。只有被抛光过的表面才能耐受溶剂的侵蚀，或者从其上清除食物残渣和积垢。

4. 在对义齿基托进行加工和抛光时，不可伤及塑料牙而使其形状发生变化。

二、造牙材料

造牙材料可分为加热固化型材料和室温化学固化型材料两种。

（一）加热固化型材料

加热固化型材料又称热凝造牙材料，由造牙粉和造牙水组成。其材料组成与热凝基托塑料基本相同，只是聚合物粉粒大小、分子量和所加填料不同。造牙粉为粒度大于120目的聚甲基丙烯酸甲酯均聚粉、共聚粉，有些添加了硬质填料复合形成硬质造牙粉，再加入适量颜料染色即可。

（二）室温化学固化型材料

室温化学固化型材料又称自凝造牙材料，一般在热凝造牙粉中加入引发剂BPO，造牙水中加入促进剂DMT，即成自凝造牙材料。使用方法与注意事项同自凝基托塑料。

第四节 义齿软衬材料

义齿软衬材料是一类应用于义齿基托组织面，固化后具有一定柔软弹性的义齿衬垫材料。它可以缓冲咀嚼应力，避免局部压力过大，减轻或消除压痛，并可提高义齿基托与牙槽嵴的密合性，改善义齿的固位。

一、性能

理想的软衬材料应具备以下性能：

1. 与义齿基托粘结强度高。

2. 在制作和使用过程中，软衬材料尺寸稳定。

3. 具有永久柔软性或弹性。

4. 吸水值低。

5. 颜色稳定。

6. 加工容易。

7. 生物相容性好。

二、口腔内固化的软衬材料

传统口腔内固化的软衬材料用于改善旧义齿的舒适性和适合性，直至重做义齿或对义齿进行永久重衬。戴用数周后，软衬材料可能开始黏附很多脏物，并从义齿上剥脱。软衬材料是在椅旁调和使用的。将调和物放于义齿上，然后戴入患者口腔内就位，直至其聚合，这一过程需要数分钟。一般使用三种类型的材料：

1. 粉：聚甲基丙烯酸乙酯和过氧化物；液：芳香酯、乙醇和叔胺。

2. 粉：聚甲基丙烯酸乙酯、增塑剂（如羟乙酸乙酯）和过氧化物；液：甲基丙烯酸甲酯和叔胺。

3. 加成形硅橡胶。

三、技工室加工型软衬材料

技工室加工型软衬材料用于因磨牙症或健康较差而戴义齿所致口腔慢性溃疡的患者。这些材料一般不会保持很长时间，1 年的寿命被认为是较好的。在技工室以类似于加工义齿的方式进行加工制作。有些加成形硅橡胶，既可以在口腔内直接衬垫，也可以在技工室间接衬垫。义齿软衬材料因为是软的，通常难以抛光。

技工室软衬垫材料有丙烯酸酯类和硅橡胶类。

各种市售增塑的丙烯酸树脂软衬材料和硅橡胶软衬材料的构成见表 4 - 3 和表 4 - 4。

理想的技工室加工软衬材料应当不含可溶性成分，而且吸水值较低。软衬材料在义齿修复学上占有重要地位，但是需要改进其强度，提高与基托的粘结强度，并赋予其抗微生物生长的能力。

表 4 - 3　增塑的丙烯酸树脂软衬材料构成

材料	聚合物	单体	增塑剂	增塑剂含量（%）
A	聚甲基丙烯酸乙酯	甲基丙烯酸甲酯	邻苯二甲酸丁酯羟乙酸丁酯	31.2
B	聚甲基丙烯酸乙酯	甲基丙烯酸丁酯	邻苯二甲酸丁酯羟乙酸丁酯	24.9
C	聚甲基丙烯酸乙酯	甲基丙烯酸甲酯	邻苯二甲酸丁酯羟乙酸丁酯	58.8
D	聚甲基丙烯酸乙酯	甲基丙烯酸甲酯	邻苯二甲酸二丁酯	36.2
E	聚甲基丙烯酸乙酯	甲基丙烯酸乙酯	2 - 乙基己基联苯磷酸酯	39.0

表 4 – 4　硅橡胶软衬材料构成

材料	聚合物	交联剂	催化剂	填料含量（%）	粘结剂
A	端二羟基聚二甲基硅氧烷	三乙酰氧基硅烷	二月硅酸二丁基锡	34.5	硅聚合物 + 溶剂
B	端二羟基聚二甲基硅氧烷	正硅酸乙酯	二月硅酸二丁基锡	6.5	硅聚合物 + 溶剂
C	端二羟基聚二甲基硅氧烷	四乙酰氧基硅烷	辛酸亚锡	42.6	硅聚合物 + 溶剂
D	端二羟基聚二甲基硅氧烷	甲基三乙酰氧基硅烷	湿气	11.4	硅聚合物 + 溶剂
E	端二羟基聚二甲基硅氧烷	丙烯酰氧烷基硅烷	热 + 过氧化苯甲酰	21.5	KH – 570

自我检测

1. 理想的基托材料应具备哪些性能？

2. 一位患者以前戴过几付义齿，基托都断裂了，这次重新镶牙应该选择什么样的基托材料？

3. 比较热凝塑料与自凝塑料组成与性能的差异。

4. 哪些因素可影响从开始调和到面团期的时间？

5. 技工室加工的义齿基托内有很多气泡，产生气泡的原因是什么？如何避免？

6. 一付总义齿试戴时吸附力良好，戴牙时固位力变差，可能的原因是什么？

7. 简述金属与塑料的结合机制。

8. 塑料牙与陶瓷牙的性能有何不同？如果患者下颌为天然牙，上颌总义齿应选用塑料牙还是陶瓷牙？为什么？

9. 理想的软衬材料应具备哪些性能？

流程材料篇

"流程"是指从原料到制成产品各项工序安排的程序。这些工序有先后次序，并且环环相扣，为了实现同一个目标。本篇内容所涉及的流程是以"失蜡铸造技术"为核心内容的传统义齿制作流程，因为在牙科，实际上所有的铸造均采用失蜡铸造技术。

我们把制作义齿的流程中用到的每种材料，分别置于流程的某个位置。位置体现了它的作用，而作用则要求它必须具备的性能。本篇我们按照流程的顺序对所用到的材料分别加以论述。流程示意图见绪论图 0 - 6。

义齿制作流程之环节一：获取口腔的阴模

第五章　印模材料

本章导学

印模材料用于复制口腔软硬组织的形态及相互关系，复制的部位从单个牙到整个牙列或无牙的口腔。所获得的印模是这些组织的阴模，然后用石膏或其他模型材料灌入阴模中。模型材料凝固后，去除阴模，便得到阳模。口腔工艺技术人员在此阳模上制作各种修复体。为了保证修复体的精确度，印模必须能准确复制口腔软硬组织的结构，这就要求它必须具备恰当的流动性、良好的细节再现性和尺寸稳定性。藻酸盐水胶体、琼脂水胶体、合成橡胶类是目前最常用的印模材料。每一种印模材料都有其优点和不足，了解它们的组成、物理特性和局限性，对于在牙科临床和技工室的成功应用很有必要。

第一节 概 述

口腔印模是口腔有关组织的阴模，制取印模时采用的材料称为印模材料（图5-1）。

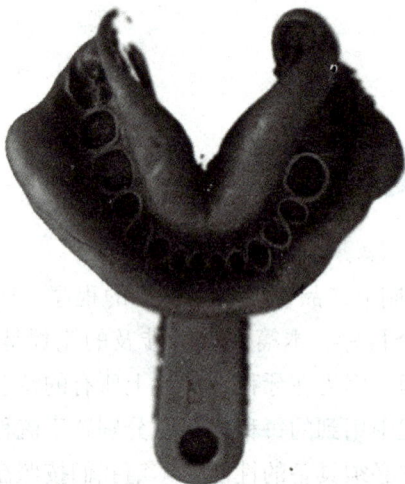

图5-1 口腔印模

据记载，欧洲在18世纪中叶，将蜂蜡作为印模材料制取口腔印模。1840年前后，石膏中加入了多种添加物后，成为一种印模材料。直到20世纪20年代，石膏作为一种印模材料在市场上还占有主导地位。

从1925年到1940年前后，由于琼脂、藻酸盐的发现，开发出了以其为代表的水胶体印模材料。尽管这一类印模材料有一些缺点，但由于具有价格低廉、使用方便、流动性良好等优点，至今仍被广泛应用。

上世纪50年代，人工合成聚硫橡胶诞生。它是第一个用于牙科的合成橡胶类印模材料。缩合型硅橡胶于1955年应用于牙科，聚醚在1964年，加成形硅橡胶在1975年。由于其具有良好的流动性、可塑性、体积变化小、制取的印模精确度高以及化学性能稳定等优点，成为目前印模材料中最理想的一类。

一、性能

印模材料主要应具备以下性能：

1. 生物安全性 根据ISO、FDI和中国国家技术监督局的规定，印模材料必须通过黏膜刺激试验、致敏试验等生物试验。要求印模材料对局部组织和全身无毒性，对口腔黏膜无刺激、无过敏现象。

2. 可操作性 要求印模材料具有适当的流动性，操作、使用方便，与托盘的黏附性好，不需太复杂的设备。

3. 适当的工作时间，可以接受的气味和色泽 由于材料的不同，凝固时间也有差异。ISO要求印模材料从调拌开始，在3~5分钟内凝固。如果凝固时间太长，患者感觉不舒服，不容易配合；如果时间太短，医护人员来不及操作。气味、颜色给患者以味觉、视觉上的刺激，直接影响与医师的配合。

4. 良好的弹性，强度高 印模材料在凝固后要有足够的机械强度。尤其是在印模脱位，通过牙槽突等组织凸出部位时，印模材料不致撕裂；而且变形后能回弹到最初的状态。

5. 精确度高，稳定性好 对印模材料的这一项要求是临床运用、选择印模材料最基本、最重要的依据。要求印模材料精确度高、细节再现性好，能完全复制口腔软硬组织的形态。凝固后的印模材料体积变化小、尺寸稳定，能保证模型的精度。

6. 与模型材料相容性好 模型材料被灌注在该印模内以后，在凝固的过程中，要求与印模材料不发生化学变化。模型脱模时与印模材料无粘连。

7. 印模的消毒方法 要求简单易行，经过消毒后不变形。

8. 经济实用 印模材料应经济，易于推广，贮存、运输方便。

二、分类

1. 按材料固化后有无弹性分 可分为非弹性印模材料和弹性印模材料。

2. 按材料能否重复使用分 分为可逆性印模材料和不可逆性印模材料。能多次反复使用的，称为可逆性印模材料；塑形后不能再回复到原有状态的，称为不可逆性印模材料。印模材料的分类见表 5 – 1。

表 5 – 1 印模材料的分类

非弹性印模材料		弹性印模材料	
可逆	不可逆	可逆	不可逆
印模膏	印模石膏	琼脂	藻酸盐类
印模蜡	氧化锌丁香油酚		硅橡胶类
			聚醚橡胶
			聚硫橡胶

第二节 藻酸盐印模材料

藻酸盐印模材料是一种弹性的、不可逆的印模材料。因该材料的分散介质是水，又称为水胶体印模材料。藻酸盐印模材料具有良好的流动性、弹性和可塑性，短时间内尺寸稳定性较好，与模型材料不发生化学变化，价格低廉，使用方便，是目前国内应用比较广泛的一类印模材料，适用于正畸模型、局部义齿、全口义齿和研究模型，但不适用于固定修复体。常用的有藻酸钾印模材料和藻酸钠印模材料。分粉剂型和糊剂型两种。粉剂型与水调和使用，糊剂型与胶结剂配合使用。

一、组成

藻酸盐印模材料参考配方见表 5 – 2。

表5－2 藻酸盐印模材料的参考配方

粉剂型	粉剂	藻酸钾	18%
		二水硫酸钙	14%
		硫酸钾、氟酸锌钾、硼酸盐	10%
		硅藻土或硅酸盐粉	56%
		有机乙二醇	少量
		冬青油、薄荷油、茴香油	微量
		颜料	微量
		磷酸钠	2%
		消毒剂（季铵盐或氯己啶）	1%～2%
	调合剂	水	适量
糊剂型	糊剂	藻酸钠	350g
		无水碳酸钠	100g
		滑石粉	62.5g
		硼砂	2g
		甘油	10mL
		酚酞	适量
		香精	适量
		水	3000～5000mL
	胶结剂	半水硫酸钙（熟石膏粉）	

1. 藻酸盐 藻酸盐印模材料的主要成分是从海藻中提取出来的水溶性藻酸钠、藻酸钾或藻酸铵。藻酸盐可溶于水形成溶胶，但纯净的藻酸盐溶胶还不能满足印模材料的性能要求，在制作的过程中需加入辅助材料。

2. 胶结剂 半水硫酸钙。

3. 缓凝剂 常用的缓凝剂有磷酸钠、无水碳酸钠等。由于藻酸盐溶胶和胶结剂硫酸钙的反应太快，临床工作时间太短，来不及操作。因此，需要加入缓凝剂以延长化学反应的时间。

4. 增稠剂 如硼砂、硅酸盐等。作用是增加溶胶的稠度，提高材料韧性，调节溶胶的流动性，并且可加速凝固。

5. 填料 滑石粉、硅藻土、碳酸钙等。填料含量适当，能提高凝胶的强度，使制取的印模保持形状稳定。填料颗粒越小，制取的印模精确度越高。

6. 指示剂 指示剂指示整个反应过程。常用的指示剂是碱性的酚酞，配成10%的乙醇溶液加入材料中。当反应完成后，印模材料由最初的红色变为无色。这一现象可以提示操作者脱模的时机，避免了脱模过早引起印模变形。

7. 矫味剂、防腐剂及颜料 藻酸盐印模材料有海藻的腥味，加入一定的矫味剂进行调节，可使其具有令人愉悦的气味和色泽。同时，为延长保存使用时间，可加入适量的防腐剂。

二、凝固原理

藻酸盐与硫酸钙在水中发生化学反应，生成不溶性的藻酸钙凝胶。

三、性能

1. 流动性、弹性和强度 藻酸盐印模是溶胶状态进入口腔，因而具有良好的流动性，凝固后形成的水胶体具有较好的弹性，可使印模顺利地从有倒凹的口腔内取出，而不会变形。藻酸盐印模材料的抗压强度 ≥ 0.35MPa（ADA 标准规定），撕裂强度为 0.038 ~ 0.07MPa。撕裂发生在印模的薄弱处，将印模从口腔中快速取出，可以减少撕裂发生的可能性。

2. 凝固时间 藻酸盐印模材料的凝固时间，按照 ADA 的规定，室温 20℃ ~ 22℃，2 ~ 5 分钟凝固。临床工作中，室温或水温对凝固时间有明显的影响，温度高，凝固快；温度低，凝固慢。温度上升 10℃，反应速度大约增加一倍。建议水温不要低于 18℃ 或高于 24℃。临床通过材料表面不再发黏来确定是否凝固。如果可能，应使印模表面失黏后再保持 2 ~ 3 分钟，因为在这段时间撕裂强度和抗永久变形性明显增加。

3. 尺寸稳定性 藻酸盐印模材料是水胶体，凝固后大部分由水组成，容易受环境因素的影响，可在吸水时出现膨胀，失水时出现收缩。将印模置于空气中 30 分钟，就会使印模精确性下降而需要重新取模。即使再浸入水中，也不能确定何时能吸收恰当的水分而恢复原来刚取模时的尺寸。为了获得最好的精确性，应尽快灌制模型。如果因某种原因不能马上灌制模型，应用湿毛巾包裹印模，并放入塑料袋内密封，以防水分丢失。

4. 永久变形性 藻酸盐印模从口腔中取出时，在倒凹部位经受一定的压缩。实际压缩量取决于倒凹的深度及牙齿与托盘间空间的大小。ADA 要求当印模压缩 20%，5 秒后，变形回复率应大于 95%，即永久变形小于 5%。下列情况可获得较小的永久变形：压缩率较小；压缩时间较短；恢复时间较长。因此，临床要求在托盘与牙齿间应有合理间隙；从口腔中取出印模时应快速；印模恢复适当时间后再灌制模型。

四、应用

（一）使用方法

1. 粉剂型 严格按厂家提供的水粉比配比。通常厂家随包装会提供量具，以方便使用，减少误差（图 5-2）。

调拌用具应保持清洁，如有残留的陈旧印模材料或石膏碎屑，将影响材料的凝固。量取粉前，先把盛放藻酸盐印模材料的容器摇几下，使印模材料膨松一些。因为放置一段时间后，

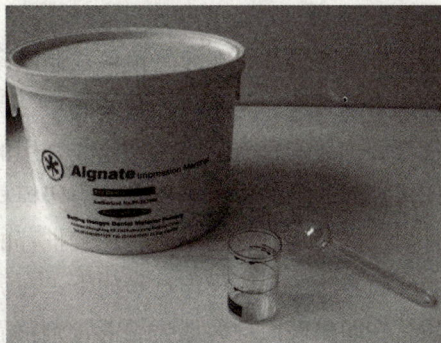

图 5-2 印模材料的量具

粉剂的表面密度过大，用量具量取时，无形中会因重量过重而改变水粉比例。

需控制工作间的温度和调和水的水温，通常保持在 20℃ 左右。调和时间一般在 30~45 秒之间。调和时间不足或过长都会使印模强度降低。建议使用印模材料自动调拌系统调和（图 5-3）。

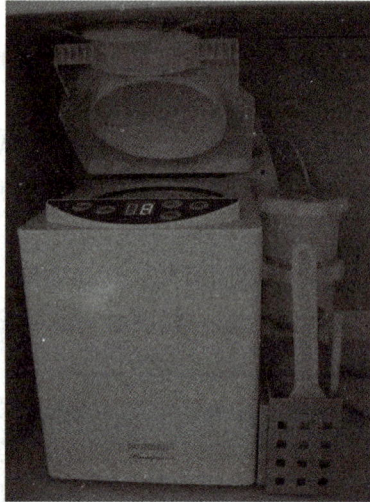

图 5-3　印模材料自动调拌系统

藻酸盐印模材料应低温、干燥保存。该材料吸收空气中的水分会导致凝结，使用后注意密封。在热、潮湿的环境中会影响缓凝剂的效能，进而影响整个化学反应的速度。

2. 糊剂型　糊剂和胶结剂（熟石膏）按体积比 1∶1~2∶1 在橡皮碗内均匀搅拌，装入印模托盘，放入口腔即可。

（二）印模的清洁与消毒

1. 清洁　印模从口腔中取出后，必须在流水下冲洗以去除唾液、血液和印模表面的自由水。唾液和血液会影响石膏在印模表面的就位，如果这些唾液、血液及自由水累积起来汇集在印模的深处，会稀释模型材料，在模型表面产生软而粉化的一层。当印模表面由反光性变成不反光时，说明过量的自由水已被去除，即可灌注模型材料。

2. 消毒　最近几年来，乙型肝炎、艾滋病等的患病率逐年提高，其主要的传染途径是经血液传播。在牙体预备或制取印模的过程中，医护人员都有可能感染 HBV、HIV 等病毒。因此，为了防止交叉感染，保护医护人员的健康，必须对印模进行消毒，防止病毒的扩散。目前，国内外比较常用的消毒方法是化学消毒法，即采用化学消毒剂达到印模消毒的目的。由于藻酸盐类印模材料性能不太稳定，吸水后体积会发生改变，国内外对浸泡消毒法看法不一，比较推荐的是喷雾法。

喷雾法的具体操作过程如下：在流水下把印模内的血液、唾液和食物残渣去除干净后，在印模表面均匀地喷洒消毒剂静置 1~2 分钟，然后用水把消毒剂冲洗干净；重复喷洒消毒剂之后，再用喷有消毒剂的纸巾包裹静置 10 分钟，之后用水冲干净，再灌制模型。常用的消毒剂是10%的次氯酸钠。

（三）印模的保存

藻酸盐类印模材料容易受环境的影响，吸水膨胀，失水收缩，取模经消毒后需立即灌注模型材料。同样，灌注了模型材料的印模也应在100%相对湿度的环境中慢慢凝固。石膏模型凝固后需立刻除去印模，因为模型表面的可溶性硫酸钙与含有大量水的藻酸盐凝胶持续接触会使模型表面质量变差。

第三节 琼脂印模材料

琼脂印模材料也是一种弹性的水胶体印模材料。与藻酸盐印模材料不同的是，它可以重复使用，是一种可逆的印模材料。基本成分是琼脂，由海草中萃取而得，是一种亲水性胶体。

一、组成

琼脂印模材料分为托盘型和注射型。托盘型较坚韧，其参考配方见表5-3。注射型材料的琼脂含量较小，增加了水含量，因而流动性较大。

表5-3 托盘型琼脂印模材料的参考配方与作用

成分	含量（%）	作用
琼脂	12.5	形成溶胶分散相和凝胶中的连续小纤维结构
硫酸钾	1.7	抵消硼砂和琼脂对石膏凝固的影响，又叫熟石膏硬化剂
硼砂	0.2	填料，提高凝胶的强度
苯甲酸烷基酯	0.1	消毒防腐
色素和调味剂	微量	改进美观及味道
水	85.5	形成连续相，其含量影响溶胶的流动性及凝胶的物理性能

琼脂印模材料采用凝胶状态的琼脂，但纯净状态的凝胶很脆，需要加入一些辅助成分以改善琼脂的性能。

二、性能

1. 流动性、弹性与强度 琼脂印模材料与藻酸盐印模材料相比，其流动性、精确度更好。弹性与藻酸盐类似。抗压强度ADA规定不得低于0.25MPa，撕裂强度为0.08~0.09MPa。加载速率越大，强度也越大，因此需快速从口腔中取出印模。

2. 凝胶温度 琼脂印模材料就是利用凝胶和溶胶能相互转化而重复使用。在60℃~70℃的时候凝胶转化为溶胶。温度降低到37℃~45℃时，溶胶转化为凝胶。

3. 尺寸稳定性 琼脂印模材料与藻酸盐印模材料一样，都是水胶体，容易受环境因素的影响，吸水膨胀，失水收缩。取模后冲洗、消毒、吹干，尽快灌制模型，否则应贮存于 100% 相对湿度的塑料袋内，且时间不得超过一小时。

4. 永久变形性　ADA 要求材料压缩 20% 一分钟后，形变回复率应大于 96.5%（永久变形小于 3.5%）。大多数琼脂印模材料的永久变形率为 1%～2%，但要控制压缩率不超过 10%，并尽可能缩短压缩时间。

三、应用

（一）琼脂 – 藻酸盐联合印模

由于托盘型琼脂印模材料形成凝胶的时间长，需要水冷却措施来缩短凝胶的时间。加之如果温度控制不好会烫伤患者的口腔黏膜，因而在上世纪 50 年代后，作为印模材料很少使用了。近年来出现的注射型琼脂印模材料与藻酸盐印模材料配合的联合印模，即琼脂/藻酸盐双重印模材料，在国内被广泛使用。

（二）技工室复制模型

在制作部分义齿中需要复制原有的模型，原因有两点：一是需要用耐火包埋材料灌制模型，再在其上制作用于金属支架铸造的模型。二是需要用原模型检查铸出的金属支架的精确性和加工部分义齿的塑料部分。

复制耐火模型是用弹性复模材料对原模型进行取模所得。最常用的复模材料是琼脂材料，其他类型的材料，如藻酸盐印模材料、硅橡胶等也可用于复模。藻酸盐印模材料的主要缺点是不可逆，但在使用中不需要加热和贮存设备。硅橡胶的主要缺点是价格昂贵。

复制模型用的琼脂与取印模用的琼脂组成比较相似，只是复制模型用的琼脂含水量大，多达 1～3 倍。

琼脂可以反复使用许多次。这一点在复模过程中特别重要，因为每次复模需要用材料 200～400mL，如果不能重复使用，成本太高。

琼脂复模材料可连续贮存于 54℃～66℃下而保持溶胶状态，不必在每次使用时加热使其从凝胶变为溶胶。复模后取下凝胶，再加热转变为溶胶，然后保温在 54℃～66℃。复模材料在丢弃之前可反复使用大约 20 次。琼脂在贮存温度下会逐渐水解，伴随着水解，材料的弹性和强度逐渐丧失，最终致材料不能使用。另外，使用中人造石、耐火包埋材料、分离剂及其他物质的污染也会加速琼脂的水解。

琼脂复模材料具有足够的强度和弹性，可以复制倒凹部位。如果操作技术恰当，琼脂复模材料的精确性也是令人满意的。

琼脂复模材料的缺点与琼脂印模材料相似。凝固后的材料是一种凝胶，如果在空气或水中贮存，存在着尺寸易变问题，复模后要立即灌模。

第四节　合成橡胶类印模材料

合成橡胶类印模材料是弹性不可逆印模材料，有四种可用：聚硫橡胶、缩合室温硫化型硅橡胶、加成聚合型硅橡胶和聚醚橡胶。聚硫橡胶现在已很少使用。合成橡胶类印模材料主要的优点是具有良好的弹性、韧性和强度。此外它还具有良好的流动性、可塑性，尺寸稳定性好，制取的印模精确度高，化学稳定性好，与模型材料不发生化学反应，是目前印模材料中较理想的一类。

一、硅橡胶印模材料

根据聚合反应类型，硅橡胶印模材料又分为缩合室温硫化型和加成聚合型。

（一）缩合室温硫化型硅橡胶印模材料

1. 组成　缩合室温硫化型硅橡胶印模材料，又称为 I 型硅橡胶或 C 型硅橡胶。该印模由基质（端羟基二甲基硅橡胶）、交联剂（硅酸乙酯）、催化剂（辛酸亚锡）和填料组成。

2. 凝固原理　端羟基二甲基硅橡胶与硅酸乙酯起交联反应，由线状聚合物交联成网状聚合物，同时生成副产物乙醇。在交联过程中借助催化剂辛酸亚锡的作用，使材料在口腔温度 37℃ 下快速交相联结成弹性体。

3. 性能

（1）**尺寸稳定性**　硅橡胶具有较好的尺寸稳定性，但缩合型硅橡胶因硫化时间较长且在聚合过程中有乙醇气体蒸发，可出现轻度收缩。24 小时尺寸变化为 −0.4% ～ −0.6%。几种合成橡胶类印模材料的线收缩情况见图 5 - 4。

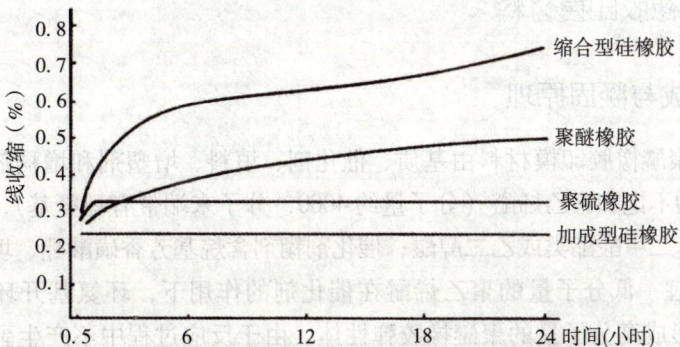

图 5 - 4　四种合成橡胶类印模材料的线收缩

（2）**力学性能**　硅橡胶的强度和韧性比水胶体印模材料要好得多。撕裂强度为 0.23 ~ 0.26MPa，抗拉强度为 0.4 ~ 1.0MPa。

（3）**凝固时间**　口腔温度下 3 ~ 6 分钟凝固。室温越高湿度越大，凝固越快，可通过调节催化剂的用量控制凝固速度。

（4）**永久变形率**　弹性优于藻酸盐和琼脂，永久变形率为 1% ~ 3%。由于回弹速度较慢，灌制模型应在取模 6 小时后，最晚不能超过 24 小时。

（二）加成聚合型硅橡胶印模材料

加成聚合型硅橡胶印模材料又称为 II 型硅橡胶或 A 型硅橡胶。其主要成分是甲基乙烯基硅橡胶，交联剂为含氢硅烷，催化剂为铂酸盐。商品形式一般采用双组分，当基质糊剂与催化剂糊剂调和后，在催化剂作用下，经加聚反应而交联成弹性体，反应后不生成水、醇等副产物。

加成聚合型硅橡胶与缩合室温硫化型硅橡胶相比，性能更优越，具体体现在以下三个方面：①操作时间较短，在口腔内凝固快。②凝固后尺寸更加稳定，24 小时尺寸变化稳定在 −0.15%。③印模精确度高，操作性能好。弹性恢复最好，其永久变形率为缩合室温硫化型的1/5～1/8。灌制模型应在取模 3 小时后，长时间存放也不会发生变形。如果灌注环氧树脂模型，需将印模过夜放置后再灌注。现已研发出亲水性加成型硅橡胶，其中加入了表面活性剂以减小接触角，改进湿润性。

知识链接

硅橡胶印模的消毒

常用的方法有浸泡法和喷雾法。喷雾法前面已介绍过。浸泡法的具体做法是在流水下把印模内的血液、唾液和食物残渣去除干净，在消毒液中浸泡 10～15 分钟。灌注模型前应把消毒液冲洗干净，否则将影响模型材料的凝固。常用的消毒液是 2% 的戊二醛或 10% 的次氯酸钠。

二、聚醚橡胶印模材料

（一）组成与凝固原理

1. 组成　聚醚橡胶印模材料由基质、催化剂、填料、增塑剂和增稠剂组成。基质糊剂含低分子量的不饱和聚乙烯醚（分子量约4000，分子末端带有环氨基），填料如二氧化硅，增塑剂邻苯二甲酸酯类或乙二醇醚；催化剂糊剂含烷基芳香磺酸酯、填料和增稠剂。

2. 凝固原理　低分子量的聚乙烯醚在催化剂的作用下，环氨基开环，发生离子聚合交联反应，形成高分子量的聚醚橡胶弹性体。由于反应过程中不产生副产物，凝固时体积不变。

（二）性能

1. 尺寸稳定性　聚醚橡胶尺寸稳定性好，24 小时尺寸变化在 −0.19%～−0.24%。聚醚橡胶属亲水性聚合物，表面细节再现性好，利于灌制出无气泡的优质模型，但凝固后不宜放在潮湿的地方或采用浸泡消毒法，否则印模吸水膨胀，影响准确性。

2. 力学性能　虽然其性能稳定，韧性和弹性比聚硫橡胶和硅橡胶好，但硬度较大，属于硬质材料，不宜制取倒凹大而复杂部位的印模，使应用受到一定限制。撕裂强度较低，在托盘上多放材料，增加边缘厚度可减少该类问题。

3. 凝固时间　工作时间 2.5～3 分钟，凝固时间 5.5～6 分钟，调和时需避免催化剂接触皮肤或黏膜。

4. 永久变形率 弹性恢复率为98.5%，永久变形率为1%～2%，介于聚硫橡胶和加成型硅橡胶之间。灌制模型应在取模3小时后，储存在干燥室内长时间也不会发生变形。

三、聚硫橡胶印模材料

聚硫橡胶印模材料为软管包装的双糊剂型，一管为基质，另一管为催化剂。典型聚硫橡胶印模材料的组成见表5-4，由于反应时缩合脱水导致体积收缩。工作时间3～7分钟，凝固时间6～10分钟，稠度越高，时间越短。24小时尺寸变化在-0.4%～-0.45%，永久变形率为3%～6%。由于凝固时尺寸变化大，凝固时间长，韧性与回弹性差，永久变形偏大，现在临床已很少使用。

表5-4 典型聚硫橡胶印模材料的组成

成分	含量（wt%）
基质糊剂	
聚硫橡胶	80～85
二氧化钛、硫酸锌、碳酸铜或二氧化硅	16～18
催化剂糊剂	
二氧化铅	60～68
邻苯二甲酸二丁酯或二葵酯	30～35
硫黄	3
硬脂酸镁及除臭剂等其他成分	2

合成橡胶类印模材料的性能比较见表5-5。

表5-5 合成橡胶类印模材料的性能比较

材料	稠度	工作时间（min）	凝固时间（min）	24小时尺寸变化（%）	撕裂强度（MPa）	永久变形率（%）	灌模时间
聚硫橡胶	低	4～7	7～10	-0.40	0.25～0.7	3～4	6小时后，最晚不超过24小时
	中	3～6	6～8	-0.45	0.3～0.7	3～5	
	高	3～6	6～8	-0.44	-	3～6	
硅橡胶							
缩合型	低	2.5～4	6～8	-0.6	0.23～0.26	1～2	6小时后，最晚不超过24小时
	高	2～2.5	3～6	-0.38	-	2～3	
加成型	低	2～4	4～6.5	-0.15	0.15～0.3	0.05～0.4	
	中	2～4	4～6.5	-0.17	0.22～0.35	0.05～0.3	3小时后
	高	2.5～4	4～6.5	-0.15	0.25～0.43	0.1～0.3	
聚醚橡胶	低	3	6	-0.23	0.18	1.5	
	中	2.5～3	6	-0.24	0.28～0.48	1～2	3小时后
	高	2.5	5.5	-0.19	0.3	2	

自我检测

1. 印模材料有哪些分类方法？

2. 藻酸盐印模材料各组成成分有何作用？反应原理是什么？有何性能特点？应用时应注意什么问题？

3. 使用藻酸盐印模材料时发现凝固时间变短，可能原因是什么？

4. 如何避免用藻酸盐取印模时出现撕裂。

5. 琼脂印模材料各组成成分有何作用？在_____℃的时候凝胶转化为溶胶。温度降低到_____℃时，溶胶转化为凝胶。复制模型用琼脂可反复使用_____次，为什么不能永久使用？

6. 合成橡胶类印模材料有_____、_____、_____和_____四种。尺寸稳定性最好的是_____。

7. 聚硫橡胶印模材料的缺点是什么？

8. 聚醚橡胶印模材料的优缺点分别是什么？

9. 加成型硅橡胶与缩合型硅橡胶相比，有哪些优点？

第六章　模型材料

本章导学

口腔模型是由口腔印模灌注成的阳模，灌注阳模的材料称为模型材料。模型精确与否对修复体的精确度而言至关重要，因此，模型材料最重要的性能是细节再现性好、精确度高、强度高。常用的模型材料有石膏、环氧树脂、耐高温模型材料。选择哪种模型材料，取决于印模所用材料和模型应用的目的。琼脂和藻酸盐印模只能灌制石膏和耐高温模型材料；硅橡胶印模可以灌制石膏或环氧树脂。各种模型材料都有其优点和缺点，学习的目的是认识它们的性能、凝固原理，掌握使用方法。石膏是目前最常用的模型材料。

第一节　概　述

模型主要用来制作各种修复体。模型要真实反映口腔组织的解剖形态。要想制作出精密的修复体，必须对模型材料提出严格要求。

理想的模型材料应该具有以下性能：

1. 细节再现性好　细节再现性是指模型材料应该具有把印模中的细节、锐缘等细微的部分能精确地体现出来的性能。这就要求模型材料在可塑期内具有良好的流动性和很细的粒度。

2. 精确度高　要求模型材料凝固后，体积稳定，尺寸变化小，达到形状正确和体积正确。也就是说，模型材料在凝固时不发生体积的膨胀和收缩。这样在模型上制作的义齿戴在口腔内才可能合适，无偏差。

3. 力学性能高　要求模型材料硬度高，抗弯、抗压强度高。模型表面硬度高，模型表面的细节、边棱和制备边界就不会被制模工具损伤。模型材料的抗压强度和抗弯强度高，可以有效避免义齿装于模型上进行加工时产生的高负荷导致模型或其局部发生变形或损坏。

4. 与印模材料的相容性好　模型材料必须与印模材料有良好的相容性,不会与印模材料发生化学反应,或者模型材料本身的化学变化不会影响印模材料的性能。如果模型材料与印模材料不相容,使模型材料与印模材料发生粘连,印模内的细节不能在模型上得到体现,这样制作出来的义齿精确度就会大大下降,甚至无法使用。

5. 操作性好　理想的模型材料应该具有适当的工作时间和凝固时间。工作时间以10 ~ 15 分钟为宜,凝固时间以30 ~ 60 分钟为宜,以便于操作和及时的脱模。

6. 颜色　模型材料的颜色应该与周围形成良好的对比度。模型材料的颜色太浅,如白色,操作者容易产生视疲劳。粉色、蓝色的模型材料在蜡模制作时不容易看清边界,会影响制作的精确度。

7. 市场推广性　模型材料在使用的过程中所需的设备简单、成本低,容易推广使用。贮存条件要求不高,运输方便。

第二节　石　膏

石膏是目前比较常用的模型材料,分为生石膏和熟石膏,应用于口腔修复中的是熟石膏。

一、原料来源

熟石膏是由生石膏经过加工得来的。生石膏在自然界中以石膏石($CaSO_4 \cdot 2H_2O$)的形式存在,也就是天然的石膏岩石。天然的石膏岩石是一种沉积岩,是由大约两亿年前海洋中沉积物形成的。随着地壳的运动、海平面的上升,海底变成了陆地,经过风化后变成了岩石。在公元前500 年,古埃及人在建造举世闻名的金字塔时就用到了石膏。直到今天,作为建筑原料,石膏仍被广泛的使用。

除了天然的石膏石外,还有人工合成的石膏,又称为化学石膏。化学石膏是制酸行业在生产磷酸、氢氟酸以及其他酸时的副产品。与天然的石膏石一样,人工合成的石膏也含有杂质,为了适应口腔修复需要,都需要进行精细的再加工。

二、熟石膏的分类

按 ADA 标准,牙科石膏分为以下五个类型:

Ⅰ型为印模石膏,不是模型材料。

Ⅱ型为普通石膏,可做活动修复的模型或研究模型。

Ⅲ型为硬质石膏,也称人造石。

Ⅳ型为超硬石膏,即高强度、低膨胀人造石。

Ⅴ型为高强度、高膨胀人造石,可补偿金属铸造时的收缩;Ⅲ、Ⅳ、Ⅴ型用作冠桥修复的代型材料。

三、生产与凝固原理

（一）熟石膏的生产

口腔修复中采用的熟石膏是由生石膏加热脱水制成的。

		开放式煅烧 110℃ ~120℃	$\beta - CaSO_4 \cdot 1/2H_2O$	普通石膏
$CaSO_4 \cdot 2H_2O$	干法煅烧			
		123℃，0.13MPa	$\alpha - CaSO_4 \cdot 1/2H_2O$	硬质石膏
	密闭式煅烧			
	湿法煅烧	135℃ ~145℃，0.2~0.3MPa	$\alpha - CaSO_4 \cdot 1/2H_2O$	超硬石膏

由于煅烧条件不同，可制得 α-半水硫酸钙（图6-1），或 β-半水硫酸钙（图6-2），普通石膏为 β-半水硫酸钙，硬质石膏和超硬石膏为 α-半水硫酸钙。

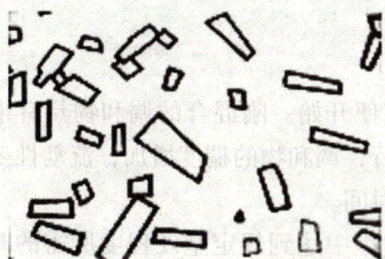
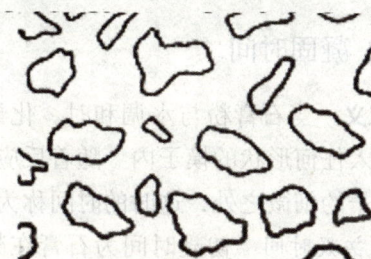

图6-1 α-半水硫酸钙   图6-2 β-半水硫酸钙

（二）凝固原理

日常工作中调拌石膏，实际上是半水石膏加水重新转化为二水石膏的过程，是放热反应，具体如下：

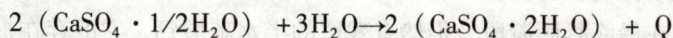

$$2（CaSO_4 \cdot 1/2H_2O）+3H_2O\rightarrow2（CaSO_4 \cdot 2H_2O）+ Q$$

半水硫酸钙溶解于水中，形成二水硫酸钙的过饱和溶液。新形成的二水硫酸钙以原有二水硫酸钙晶体为核心生成结晶析出，搅拌时新生成的结晶被打碎，形成更多的核心，析出更多的晶体。针状的二水硫酸钙结晶彼此交织成网，成为致密坚硬的固体。按化学反应的理论计算，半水石膏转化为二水石膏反应所需的水量是恒定的。而实际上却是理论需水量的 2~3 倍。这是由于半水石膏在常温下的溶解度低，因此需过量的水才能形成饱和溶液；同时，过量的水在调和的过程中对于润湿粉末是必要的。反应完成后，多余的水留在石膏晶体之间。随凝固时间增加，多余的水分挥发，在石膏晶体内部留下孔隙，称为石膏的孔隙率。化学反应过程中，水和半水石膏的比称为混水率。混水率越高，孔隙率越大，石膏的强度越低。

由于 β-半水石膏的晶体是不规则的、多孔的，凝固过程中能吸收更多的水，所以普通石膏的混水率较硬质石膏、超硬石膏高。

四、石膏的性能

石膏的性能包括凝固时间、凝固膨胀、抗压强度、抗拉强度、表面硬度与耐磨性和细节的再现性。各类石膏的性能见表6-1。

表6-1　各类石膏的性能

性能	普通石膏	硬质石膏	超硬石膏
抗压强度（MPa）	12	21～35	50～110
布氏硬度（HB）	6～8	10～12	17
膨胀率（%）	1.15	0.1～0.2	0.085
混水率	0.4～0.5	0.25～0.35	0.22
密度	小	大	大
形态	晶体疏松	晶体呈棱柱状	晶体不变形，表面积小

（一）凝固时间

1. 定义　当石膏粉与水调和时，化学反应便开始。刚混合的调和物具有半流体稠度，可灌入任何形状的模子内。随着反应的进行，调和物的稠度增加，流动性变差，不能流入模子的细微之处，这时的时间称为工作时间。

（1）初凝时间　初凝时间为石膏在凝固过程中达到规定坚硬程度所需的时间。这一时间已超过工作时间，但石膏还未完全凝固。临床常用调和物表面的光泽消失或开始发热的时间来表示初凝时间。普通石膏在大约15分钟内初凝，此时能用刀切割修整，硬质石膏和超硬石膏初凝时间更长。

（2）终凝时间　石膏模型可从印模中分离出来而不变形或断裂所需的时间称为终凝时间。普通石膏大约需要1小时。24小时后石膏完全凝固，其强度达到最高。因此模型在灌注24小时后使用为宜。

不过，即使在最终凝固阶段，仍然有残留的半水硫酸钙，它的存在提高了石膏的最终强度。实验室有专门的仪器用以测定石膏的初凝时间和终凝时间。适当的凝固时间是石膏的重要性能。

2. 影响凝固时间的因素

（1）水粉调和比例　用混水率（W/P）来表示，它是水的体积除以石膏粉的重量所得的数值。水量多，凝固时间长，抗压强度和表面硬度下降；水量少，凝固时间短，气泡增多，表面粗糙，硬度也下降。

（2）搅拌时间和速度　搅拌时间越长，速度越快，形成的结晶中心越多。凝固速度越快，强度越低。

（3）水温　0℃～30℃，凝固速度随水温升高而加快。30℃～50℃，凝固速度随水温升高无明显变化。50℃～80℃，凝固速度随水温升高，反而变慢。80℃以上，因高温，再次脱水，形成半水硫酸钙而不凝固（图6-3）。

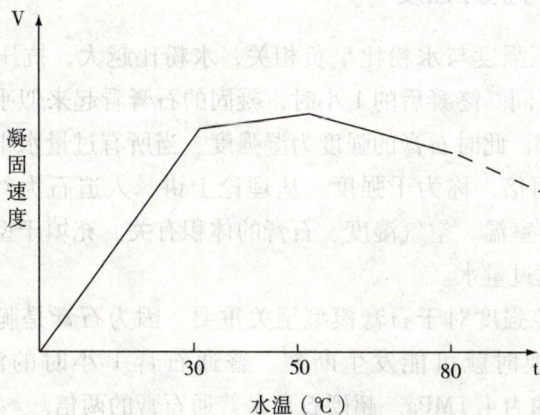

图6-3　水温对石膏凝固速度的影响

（4）加速剂与缓凝剂　加入硫酸钾、氯化钠可使凝固速度加快；加入硼酸盐、醋酸盐、枸橼酸盐可使凝固速度变慢。

（5）熟石膏粉的质量　熟石膏中存留的生石膏成分多，凝固速度快；如果受潮吸水变性，凝固时间延长，甚至不凝固。

（二）凝固膨胀

凝固时所有的石膏产品都表现出膨胀。这是熟石膏遇水反应时所产生的二水硫酸钙晶体长大和水蒸发后气孔体积增大所致。膨胀率与石膏的种类有关（表6-1）。在凝固后的24小时内，超过75%的膨胀发生在凝固最初的1小时。凝固膨胀的大小与调和的粉水比例有关，粉多水少时，由于结晶体迅速生成、挤压而使凝固的石膏膨胀；粉少水多时，结晶间的距离较大，相互间的推力较小而降低了膨胀。但是水的比例过大会使凝固时间过长，石膏强度降低。机械调和可降低凝固膨胀。

当石膏模型的膨胀率影响修复体的精确度时，通常可以采用抗膨胀剂或增膨胀剂来调整模型的精度（表6-2）。

表6-2　石膏的抗膨胀剂与增膨胀剂

类型	品名	用量	调节范围
抗膨胀剂	硫酸钠	4%	膨胀降低0.05%
	硫酸钾	4%	膨胀降低0.05%
增膨胀剂	醋酸钠	适量	膨胀增加1%以上
	氯化钠		

凝固过程中，如果将石膏浸入水中，可增加凝固膨胀，这叫做吸湿性膨胀，也叫吸水膨胀。因此，水胶体印模材料灌注石膏模型后，膨胀增加。

（三）抗压强度与抗拉强度

1. 抗压强度 抗压强度与水粉比呈负相关，水粉比越大，抗压强度越小。不同种类的石膏，抗压强度不同。终凝后的 1 小时，凝固的石膏看起来似乎已经干了，实际上石膏内仍存有过量的水，此时石膏的强度为湿强度。当所有过量水干燥蒸发后，石膏的强度可达到湿强度的两倍，称为干强度。从理论上讲，人造石大约含有 8.8% 的过量水。石膏的干燥时间与室温、空气湿度、石膏的体积有关。充填于型盒内的石膏大约需要 7 天才能完全失去其过量水。

2. 抗拉强度 抗拉强度对于石膏模型至关重要。因为石膏是脆的，抗拉强度不足时，模型从印模中脱模时就可能发生断裂。普通石膏 1 小时的湿抗拉强度大约为 2.3MPa，干抗拉强度约为 4.1MPa。超硬石膏是普通石膏的两倍。

（四）表面硬度与耐磨性

如果模型具有良好的表面硬度和耐磨性，则在模型上制作义齿时不易对模型造成损伤，从而保证其精确度。表面硬度与抗压强度有关。不宜将模型放入烤箱快速烘干，以快速获得干强度和高表面硬度。因为石膏可能脱水，这会造成强度下降。将普通石膏浸入环氧树脂或甲基丙烯酸甲酯单体中可提高其硬度，但这种方法对超硬石膏无效，只能提高超硬石膏的耐划痕性。市售的硬化液可提高石膏的表面硬度，但表面硬度的增加，并不意味着耐磨性能的改善。因为硬度只是影响耐磨性的诸多因素之一。将模型浸入甘油或其他种类的油，虽不能提高表面硬度，但可使表面光滑，这样蜡刀划过模型表面时不会产生划痕。

（五）细节的再现性

根据 ADA 的要求，普通石膏应能再现宽 $75\mu m$ 的沟痕，Ⅲ、Ⅳ、Ⅴ型石膏应能再现宽 $50\mu m$ 的沟痕。在硅橡胶印模的表面喷涂表面活性剂，可改善石膏在印模表面的润湿性；灌制模型时采用振荡法，可减少气泡的形成；冲洗印模表面的唾液、血液，并吹除多余的水分，可改善模型表面的细节再现性。

五、使用与注意事项

（一）器械

1. 量杯 要求选用口径小的量杯。口径小的量杯液平面小，误差小。

2. 搅拌杯、搅拌刀 搅拌器械要干净，不能混有杂质或已凝固的石膏渣和油污。要求专杯专用，不能与调包埋材料的搅拌器械混用。

3. 石膏水粉配比机 按精确比例自动出水、加粉，避免了人工量取水、粉的误差（图 6 - 4）。

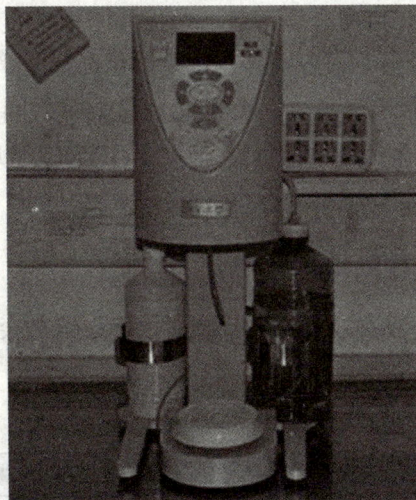

图 6 - 4　石膏水粉配比机

4. 真空搅拌机　真空搅拌机是技工室广泛运用的一种设备，主要用于搅拌石膏或包埋材料。配比后的石膏或包埋材料混合物在真空状态下搅拌可防止气泡的产生，使石膏灌注的模型或包埋的铸件精确度高（图 6 - 5）。

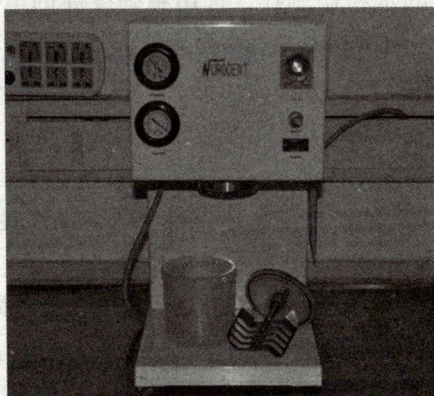

图 6 - 5　真空搅拌机

（二）量水、取粉、搅拌

灌注印模时，要求石膏的调拌严格按操作程序操作。不正确的操作会导致石膏的性能下降，并影响最终修复体的质量。

仔细阅读石膏的说明书，严格按说明书操作。根据印模的大小，计算所需的量，避免浪费。一般来说，一个单颌印模约需 100 克石膏就能灌出高度、宽度都符合要求的模型。把量好的石膏粉均匀撒入搅拌杯中，加石膏时，不能直接倒入杯中，以免把空气带入。静置 20 秒，让水把石膏粉完全浸湿后，用搅拌刀搅拌直到无干粉存在。若干粉存在，抽真空时，容易堵塞管道。盖好搅拌盖，安放在真空搅拌机上，按预设的程序进行搅拌。在真空状态下，搅拌 30～40 秒，呈酸奶状。搅拌时间太短，真空度不够；搅拌时间太长，会破坏石膏的结晶核，影响石膏的性能。搅拌好的石膏不能再放到振荡器上振动，以免把外界的空气带入。

（三）操作变化对石膏性能的影响

调拌石膏时如果改变水粉比、调拌速度或者水温，可能会对石膏性能造成一定的影响（表 6 – 3）。

表 6 – 3　操作变化对石膏性能的影响

操作变化	凝固时间	稠度	凝固膨胀	抗压强度
增加水粉比	增加	降低	降低	降低
增加调拌速度	缩短	降低	增加	不变
将调和水温从 23℃ 升到 30℃	缩短	增加	增加	不变

（四）注意事项

1. 严格按照厂家提供的水粉比调拌，选用精确度高的电子秤和口径较小的量筒，尽量减少误差。在搅拌过程中不能再加水或石膏粉。调拌过程中加的石膏粉越多，结晶体的晶核就越多，膨胀也就越大；由于前后的石膏结晶速度不一，会导致其性能下降。不可为了延长操作时间而再次加水，这样可造成石膏孔隙增多，强度降低。

2. 真空搅拌法是目前较好的调拌石膏的方法。真空搅拌能使石膏与水充分、均匀地混合，并把夹杂在石膏粉中的空气抽干净，减少气泡的产生。如果水粉混合不均匀，混杂气泡，将导致石膏膨胀不均匀，影响石膏的性能。

3. 自来水中的矿物质及其他的无机元素会影响石膏的凝固过程，应使用蒸馏水或纯净水调拌石膏。搅拌器械要干净，不能混有杂质尤其是已结晶的石膏；若混有已结晶的石膏，新调拌的石膏会以其为结晶核结晶，导致新调拌的石膏凝固时间缩短，膨胀加大。另外，调拌器械不能有油渍或肥皂水，这些物质会影响石膏的凝固过程，导致石膏性能下降。

4. 不同种类的石膏绝不能混合一起使用。不同种类的石膏凝固时间不同，膨胀率也不同，若混合一起使用，极易造成模型变形。

5. 24 小时后达到终凝的石膏模型不能二次浸水。二次浸水会导致石膏吸湿膨胀，即使再烘干也不能恢复原来的形状。因此，修整模型时应采用干磨机而不是湿磨机，以免模型变形影响修复体的质量。

6. 模型的光滑致密表面不应刮碰，否则会降低义齿的精度。建议模型脱模后立刻用专用的表面硬化剂进行喷涂，以形成保护层。

模型表面的头号敌人是水，向模型喷水或用水洗模型都会使一部分石膏溶于水中。

因此应尽量避免使模型与水接触。可以把旧的模型放入水槽，这样石膏会溶于水而离解为 Ca^{2+} 和 SO_4^{2-}，48 小时后就会形成饱和溶液，该溶液就不再侵蚀模型表面了。

7. 牙科石膏的纯度较高，其表面对水和潮气很敏感，应存储于密封的容器中，或者温度为23℃、空气相对湿度为50%的干燥房间中。容器破损处必须及时加以密封。

知识链接

　　目前市场上出现了一些新型石膏，如快凝石膏、流体石膏、零膨胀石膏、树脂增强型石膏和𬌗架专用石膏等。其配方均属于商业机密，我们仅对其性能做简单介绍。

　　1. 快凝石膏　属于Ⅳ型石膏，5分钟凝固，10分钟就可以脱模，大大节省了等待时间。临床可用于确定颌位关系，修理义齿，灌制各种修复用工作模型。

　　2. 流体石膏　低膨胀底座专用石膏，属于Ⅳ型石膏。流动性极佳，不易产生气泡，膨胀系数小，可同时灌制多个底座，无需修整。凝固后表面非常光滑，精确密合且无张力。

　　3. 零膨胀石膏　诞生于2009年，属于Ⅳ型石膏，膨胀系数为零。模型尺寸精确，修复体的适配性提高。

　　4. 树脂增强型石膏　属于Ⅳ型石膏，锯割、打孔或修整模型时不产生碎片或碎屑，模型表面非常光滑、清洁，耐磨损，边缘清晰，强度高。

　　5. 𬌗架专用石膏　属于Ⅲ型石膏，凝固快，黏性强，不易脱落，膨胀系数低，不会产生"鸭嘴效应"。

第三节　其他模型材料

一、模型塑料

用石膏灌制的模型遇水后会发生不可逆的二次膨胀；同时，由于石膏溶于水，模型遇水后表面变得粗糙。模型塑料的出现解决了石膏模型遇水后所出现的问题。

模型塑料的优点：

1. 流动性好，容易成形。
2. 密度小。
3. 不溶于水，能耐受酸和碱的腐蚀。
4. 对电流绝缘。

（一）环氧树脂

环氧树脂是高分子聚合产品，由主料和硬化剂组成。使用时，根据说明书按重量比或体积比把硬化剂添加到主料中。在硬化的过程中，硬化剂的分子与环氧基团发生反应，形成网式的大分子。常用的环氧树脂是冷聚合硬树脂，在室温下就可发生硬化反应，收缩率小。需要注意的是，制模用的环氧树脂与聚醚印模材料会发生粘连；因此，聚醚材料的印模不能灌制环氧树脂的模型。常用的环氧树脂材料中含有着色剂，可以根据需要调配所需的颜色。缺点：制模用的环氧树脂凝固时间约 24 小时。

（二）聚氨酯

聚氨酯也是高分子产品，使用方法类似环氧树脂。与环氧树脂不同的是，凝固比较快，要求操作者速度要快。

聚氨酯的优点：

1. 吸水率小。

2. 收缩率小。

3. 温度较低时仍可操作。

4. 价格便宜。

二、耐高温模型材料

在整铸支架这一技术中，为了避免蜡型从模型上被取下或包埋中发生变形，需要带模铸造。普通的石膏模型材料不能耐受高温，需要复制耐高温的模型进行制作。常用的耐高温材料主要是磷酸盐包埋材料。参见第八章磷酸盐类包埋材料。

自我检测

1. 理想的模型材料应具备哪些性能？

2. 简述石膏的凝固原理。

3. 水温是如何影响石膏凝固速度的？

4. 石膏凝固的加速剂有＿＿＿＿、＿＿＿＿＿，缓凝剂有＿＿＿＿、＿＿＿＿、＿＿＿＿。

5. 普通石膏的混水率为＿＿＿＿＿，硬质石膏的混水率为＿＿＿＿＿，超硬石膏的混水率为＿＿＿＿＿。

6. 简述操作变化对石膏膨胀率的影响。

7. 使用石膏时应注意哪些问题？

8. 把超硬石膏模型从橡胶印模材料内分离时，模型断裂，如何减少这一现象？

9. 用超硬石膏灌制藻酸盐印模后的模型表面呈白垩色且易碎，为什么？如何解决这一问题？

10. 上𬭤架前把石膏模型泡入水中，由于粗心，没有及时取出模型，第二天上完𬭤架后，待模型干了发现表面非常粗糙，为什么？

11. 灌制模型数天后用修整机打磨模型，发现比石膏刚凝固时困难得多，为什么？如何解决这一问题？

义齿制作流程之环节三：在阳模上制作义齿蜡型

第七章 蜡

本章导学

　　蜡是动物、植物或矿物所产生的油脂，常温下为固态，具有可塑性。在传统口腔工艺技术中很少有不使用蜡而能完成的步骤。蜡的来源丰富，价格低廉，易于被加工成形，高温下可完全燃烧不留残渣，这使得蜡成为牙科技工室最常用的熔模材料。我们用它来做义齿或义齿部件的雏形（蜡型），通过包埋、高温失蜡，形成材料转换腔，即铸模腔，再通过铸造或填胶、热处理，就制作成义齿或义齿的一部分（图7-1）。制作嵌体、冠、固定桥、活动义齿以及记录咬合关系均需要用到某种特别的蜡。另外，蜡在抛光材料中也占有一席之地，可制成抛光膏。蜡的用途不同，对其性能的要求亦不同。对于嵌体、桥、活动义齿而言，准确性是必不可少的，铸件的精确度完全取决于蜡型的精确度；而加高金属托盘的边缘时则要求蜡的易操作性和粘结性。牙科技工蜡种类繁多，都是各种原料蜡的复合物。组成不同，性能亦不同。蜡材的质量、各种性能以及使用方法直接关系到所制作修复体的质量。本章重点介绍牙科技工室常用蜡的组成、性能及使用方法。

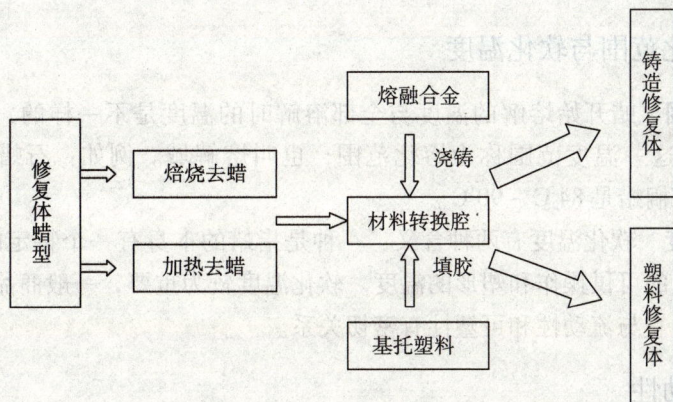

图 7-1 蜡型转变成修复体的过程

第一节 蜡的来源和性能

一、蜡的来源

蜡的来源主要有三类：

1. 动物蜡 蜂蜡、虫蜡（又名川蜡或白蜡）、鲸蜡。

2. 植物蜡 棕榈蜡、栌蜡、椰子蜡。

3. 矿物蜡 石蜡、地蜡。

知识链接

在口腔临床制作修复体的过程中，上述各种蜡均不能单独使用，如将几种不同的蜡按一定的比例混合可改善其性能。牙科技工用蜡即是各种不同蜡的混合物，根据不同的用途，混合物中各种蜡的比例也会不同，例如常用的有铸造蜡、基托蜡、粘蜡等。蜡除了在塑性材料中扮演着重要角色外，也常用于抛光材料中，如抛光膏就是用硅藻土和金属氧化物松散地混在蜡中而制成的。

二、蜡的性能

蜡的主要化学成分由碳氢化合物或者高级脂肪酸与高级一元醇组成，是一类有机化合物。

在各种类型蜡的分子结构中，羧酸的碳原子数越多，其熔点与软化点越高；反之，羧酸的碳原子数越少，其熔点与软化点越低。醇的链越长，韧性越大；反之则韧性越小。除此以外，蜡中还有各种不同的游离酸及醇等，使蜡的物理性能有所差异，呈现出不同的熔点、硬度、韧性、脆性、流动性与可塑性、收缩性与膨胀性、压缩变形等等。

（一）熔化范围与软化温度

1. 熔化范围 蜡开始熔解的温度与全部溶解时的温度是不一样的，后者往往要升高5℃~10℃，这一温度范围称为熔化范围，也叫熔解域。例如：石蜡的熔化范围是42℃~62℃，棕榈蜡是84℃~90℃。

2. 软化温度 软化温度有两种含义：一种是指蜡的本身有一个特定的软化点温度，另一种是指广义的可供操作和塑形的温度。软化温度较为重要，一般商品规格中只标明软化温度，因为它与流动性和可塑性有密切关系。

（二）流动性

蜡的流动性是流变性与可塑性的结合，直接影响蜡型制作的准确性。流动性好的蜡容易流到预备过的牙体的点、线角内，从而获得完整、准确的蜡型。流动率是衡量蜡流动性大小的指标，由蜡本身的密度、黏度和软化温度所决定。同一种蜡，温度越高，流动率越大。

（三）延展性

蜡的延展性随温度增高而增加。在给定温度下，软化温度低的蜡延展性大，熔化范围宽的混合蜡延展性大。

（四）热膨胀

物体受热时会发生体积膨胀，冷却时会发生收缩。

蜡的膨胀率与温度密切相关：

在18℃~29℃，热膨胀率约为0.22%（线性）；在29℃~40℃，热膨胀率约为0.42%（线性）；在40℃~51℃，热膨胀率约为0.50%（线性）。当蜡被加热到100℃时，体积膨胀13%~17%。因此，在进行蜡加工时，温度越低则膨胀率或收缩率越小，完成的蜡型准确性就越高。这一点不仅适用于蜡的塑性加工，也适用于蜡的液态加工。

（五）变形与应力松弛

蜡在制成蜡型后，其形状往往会逐渐变化，影响修复体的精确性。将嵌体蜡置于37℃~39℃温水中，弯制成闭口的马蹄形，随后冷却定形，再将其投入37℃~39℃温水中10分钟，马蹄形会缓慢开口变形，开口最大时呈半圆形（图7-2）。这种现象表明蜡有遇热回复倾向，在室温放置时间长时也会出现此现象。这是因为蜡在冷却时具有收缩性，蜡的内部形成内应力；当蜡再次遇热时，内应力缓慢释放，形成应力松弛而随之变形。

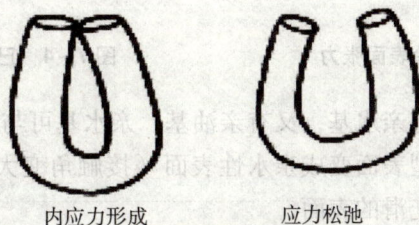

内应力形成　　　　　应力松弛

图7-2　蜡的应力松弛

临床上最常见到蜡的遇热回复现象是：3/4冠蜡型的近远中侧面自动变形张开；卡环蜡型的卡环臂尖端变形张开；全口义齿基托蜡型的后堤区离开石膏模型0.5~1.0mm间隙；简单局部义齿马鞍蜡基托向颊舌侧张口变形等，故蜡的应力松弛必须引起重视。

在实际操作中应从以下几方面采取措施，以减少或消除蜡型的内应力。

1. 尽量降低蜡的操作温度。
2. 基托蜡应分成多个区间对蜡进行塑形。
3. 滴蜡时应采取少量多次的方法进行加蜡。

4. 采用浴蜡法时，应预热代型，减小代型与液态蜡的温度差。

5. 将蜡型容易翘起和张开的部位仔细粘固在模型上。

6. 制作完成的蜡型必须缓慢冷却。

7. 防止蜡型在温差较大的环境之间移动。

8. 制作完成的蜡型应立刻取下进行包埋或装盒。

（六）表面张力

蜡具有油脂性表面，该表面是憎水的，水在蜡表面形成球状。正如雨水会在打蜡的汽车漆面上聚成球状一样，造成在蜡型包埋过程中包埋材料不易与蜡表面贴合，在蜡型的表面形成一些空隙，浇铸时金属就会流入这些空隙中。这样一来，铸件表面就会变得粗糙，出现金属瘤子。如果用表面张力去除剂对蜡的表面进行处理，则不会出现上述情况（图7-3、图7-4）。

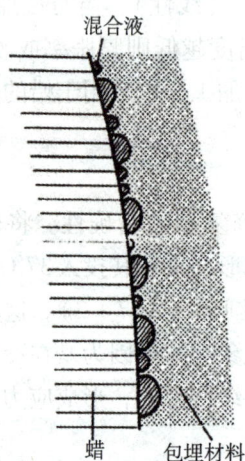

图7-3　未消除表面张力　　　　图7-4　已消除表面张力

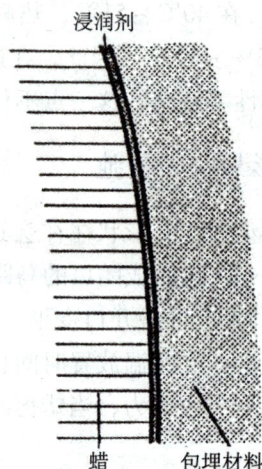

表面张力去除剂中既有亲水基，又有亲油基，亲水基可与包埋材料亲和，亲油基可与蜡型亲和。这样可使蜡型表面变成亲水性表面（接触角变大），包埋材料便与蜡型充分贴合，从而使铸件形成光滑的表面。

（七）力学性能

与其他材料相比，蜡的弹性模量、比例极限和抗压强度很低，而且与温度密切相关。如嵌体蜡，温度从23℃升高到40℃时，弹性模量从760MPa降至48MPa，比例极限从4.8MPa降至0.2MPa，抗压强度从83MPa降至0.5MPa。

知识链接

蜡型是修复体的前身，蜡型材料的质量关系到所制作修复体的质量。理想的蜡型材料应具备如下性能：①熔点范围与软化温度合适；②热膨胀率小，应力低，尺寸稳定；③流动性好，准确性高；④有良好的可塑性，易于雕刻；⑤受热易除尽，铸造高温时能完全汽化，不留残渣；⑥颜色与口腔组织及工作模型容易区分。

第二节 技工室常用蜡

一、基托蜡

基托蜡也叫基板蜡、排牙蜡或蜡板，是临床上最常用的蜡（图7-5），主要用于口内或模型上制作殆堤、基托等。国内的商品名叫做红蜡片，一般可分为冬用蜡（深红色，软化点较低，为38℃～40℃）和夏用蜡（粉红色，软化点相对较高，46℃～49℃）两种。

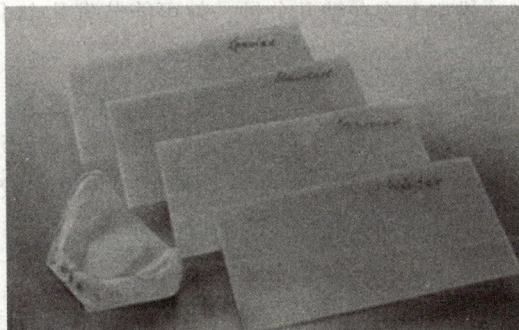

图7-5 基托蜡

（一）组成

基托蜡组成为：石蜡70%～80%，蜂蜡20%，棕榈蜡（地蜡、川蜡）适量。

（二）性能

1. 加热软化后具有适当的可塑性和黏着性，不起皮或粘手指，易成形。冷却后有一定的强度和韧性，在口腔温度中不会变形，适于颌位关系的转移。

2. 硬度适中，在室温下可进行刮削和切削加工，夏用蜡在夏天较高的温度下也能保持形状的稳定性。

3. 在进行失蜡处理后不留残余物。

4. 热胀系数较小。从 26℃~40℃ 的线性热膨胀率应小于 0.8%。

5. 轻轻喷光后具有光滑的表面。

6. 热处理中蜡内的着色剂不应分离出来或渗入石膏模型中。

（三）使用方法

1. 制作蜡基托　将基托蜡放在无烟火焰上烘软后，贴在模型上，经过边缘修整后即形成蜡基托。

2. 制作蜡堤　将蜡片烘软卷叠成柱状可作成蜡堤，然后进行颌位关系的转移。

3. 粘合作用　当两片蜡片需要粘合或用蜡对卡环进行固定时，只需用烧热的蜡刀将蜡烫熔，滴至需要固定的位置，冷却后即能粘合或固定。

4. 浇注蜡型　蜡熔化后可随意浇注各种蜡型。

5. 雕刻　可直接用雕刻刀进行随意雕刻，但在深雕或切削时，应将雕刻刀略为加热，以免在深雕或切削时将蜡切碎。

6. 贮藏　贮藏于阴凉之处。

二、铸造蜡

铸造蜡主要用于制作各种金属铸造修复体的蜡型（图 7-6~图 7-9）。铸件的精确度取决于蜡型的精确度，蜡型上多花费几分钟，就可能节省几个小时来校正铸件。

（一）组成

铸造蜡组成为：石蜡 60%，棕榈蜡 25%，地蜡 10%，蜂蜡 5%。

石蜡是口腔修复用蜡的基本原料，它的流动性好，收缩比较小，但硬度低，质松脆，易折断，雕刻性较差，需要加入其他成分加以改善。

地蜡加入石蜡，可增加柔韧性，提高光泽度。

加入蜂蜡可产生质软、易弯曲、韧性、可塑性、雕刻性好、有光泽的特点。

加入棕榈蜡可提高强度。调节其用量，可制成硬型、普通型（中硬）和软型的铸造蜡。

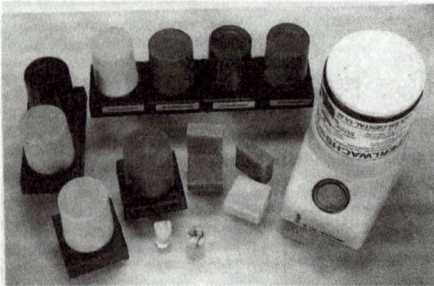

图 7-6　不同形状的铸蜡块料和珠料　　　图 7-7　蜡线、平蜡板和花纹蜡

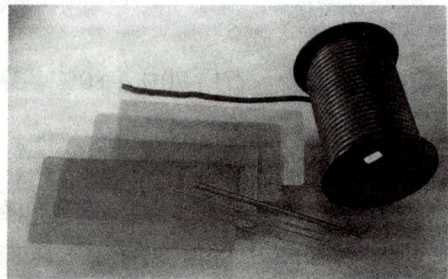

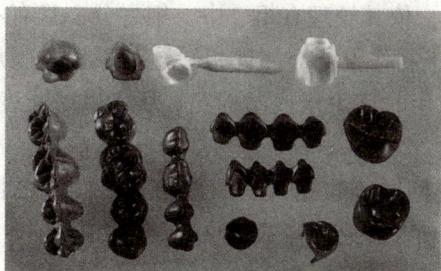

图7-8 人工冠和桥体的预成形蜡件

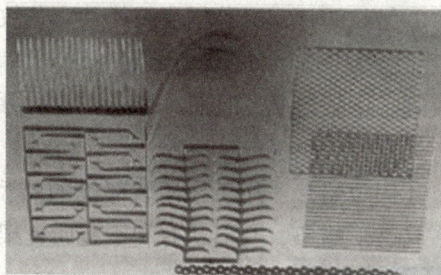

图7-9 卡环、舌杆及蜡网的预成形蜡件

为满足各种特殊加工步骤和技术的需要，可以通过改变蜡的配方，产生一些特殊性能。比如加入达玛树脂，可提高蜡的抗裂和抗脆性能，并增加其光滑性。

（二）性能

1. 可无残渣的全部燃烧掉。残渣可导致修复体边缘铸造不全。
2. 硬度较高。
3. 弹性较好。
4. 可塑性适宜。
5. 韧性好。
6. 易于染色，以便区别蜡的质量等级，提高相对于模型的对比度和体现蜡模表面的细微结构。

（三）应用

铸造蜡可分为嵌体蜡和铸造金属支架用蜡。

1. 嵌体蜡 嵌体蜡可分为直接法用硬质蜡（在口腔内直接制作蜡型）和间接法用软质蜡（在模型上制作蜡型）两类。要求：①加热后变软，可塑形成均匀整体且不产生片状或鳞状的现象。②在稍高于口腔温度时，具有良好的可塑性；在口腔温度下变硬，可雕刻，且不容易变形。③脆性稍大，以防止蜡型取出时发生扭曲变形。④加热至700℃，能汽化挥发，剩余残渣不足0.1%。

2. 铸造金属支架蜡 主要用于制作铸造金属支架，固定冠桥的金属基底蜡型，可分为支架预成蜡、冠桥用蜡和蜡线条，总的要求是热胀系数小，操作性能良好。

（1）**支架预成蜡** 是各种便于使用的成品蜡型，用于制作支架蜡型的不同部位，采用组合法制作，可提高工作效率。主要有以下种类：

①卡环蜡：有各种规格，分为前磨牙卡环蜡、磨牙卡环蜡、弧形卡环蜡、T形卡环蜡等，且卡环蜡的断面呈半个水滴样，可防止食物嵌塞，便于自洁。

②舌杆蜡：有多种形态和尺寸，断面呈半梨形，用于制作舌杆的蜡型。它的底部边缘是圆钝的，就像全口义齿的边缘，上部边缘较薄，面向舌体侧呈凹形，与舌侧缘形态贴合，既舒适，又有利于舌杆的稳定性。

③皱纹蜡片：又称橘皮纹蜡片、花纹蜡片，依其纹理有粗、中、细之分，且有不同厚度，分为0.35mm、0.4mm、0.5mm等，用于制作上颌金属腭板。这种模拟黏膜形态的纹理，细致逼真，且有一定的贮水作用。使用时用手指或湿棉花轻压，以防止变薄。也有光滑蜡片供应。

④固位蜡片：用于牙槽嵴部位的蜡型，有网状固位蜡片、螺旋形或带圆孔的固位条、马鞍形蜡条，其形状有利于金属支架和塑料基托之间形成机械固位。

知识链接

新材料

现在有一种含合金晶粒微细化添加物的支架预成蜡系列，操作性能与传统蜡完全相同，但蜡型在预热阶段被汽化后会在材料转换腔内壁留下均匀而足量的晶核，流入空腔的合金熔液一旦与晶核接触，即形成多晶、微晶的优质结构，从而优化铸造合金的物理性能，使合金更坚韧，延展性更好。

（2）**冠桥用蜡** 包括用于冠桥修复体的蜡型制作和需要研磨加工的特殊用蜡。

①颈部蜡：有良好的可塑性且无内应力，柔韧性好，体积稳定，用于牙冠颈缘的蜡型制作，不会断裂和脱落，确保颈缘的精确性和密合性。

②牙冠蜡：可分内冠蜡和外冠蜡，内冠蜡质软，流动性好，且富有弹性。外冠蜡质硬，堆筑后可快速硬化，具有良好的雕刻性质，适宜牙冠造型。

③研磨蜡：又称铣削蜡，为中硬型蜡。这种蜡适用于铣具和刮具进行机械加工，在平行观测研磨机上加工成形时，形成的蜡屑少，不易与器具粘合，用于附着体及套筒冠的研磨加工。

④桥体蜡型：为桥体牙形状等比例缩小，有上、下颌与前、后牙之分，可以很方便地用于桥体蜡型的制作，其连接体的位置可以保证饰面后深度分离，达到良好的美学效果。

⑤浸渍蜡：是适用于熔蜡器熔化，通过浸蜡的方法制作牙冠蜡型的专用蜡。它硬度高，弹性大，成形性好。在厂家提供的恒定温度下，蜡浸渍层的厚度在0.3~0.5mm之间，这一厚度可重复再现，可以帮助快速完成金属基底冠蜡型的制作。产品为不同颜色的蜡颗粒，便于添加到熔蜡器中。

浸渍时正确的操作方法为：代型浸入时要快，要超出预备体的边缘。代型取出时要缓慢而均匀，在代型尖端退出盛蜡池之前要稍做停顿，让多余的蜡滴走，做到一点进入一点出。为防止切缘和轴线角的地方过薄，可于浸入前在这些地方预先加一层蜡，也可浸渍完后再追加。

（3）**蜡线条** 主要用于制作蜡型铸道，还可制作排气道或形成固位钉。有不同尺寸可供选择，断面除了有圆形，还有半圆形、扁形等。

三、粘接蜡

粘接蜡（图7-10）主要由蜂蜡和松香等组成，其黏性比铸造蜡和基托蜡显著增大，是用于人造牙、石膏及其他材料暂时固定的多用途蜡。成品树脂牙固定在包装盒内的塑料板上用的就是粘接蜡。

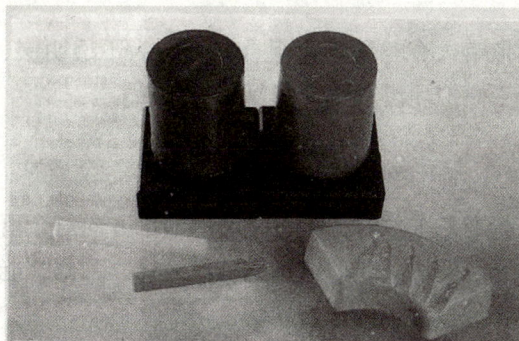

图7-10　各种类型的粘接蜡

粘接蜡主要具有以下特点：

1. 室温下较硬，并具有韧性，也稍具脆性。
2. 蜡的锐缘处可发生折断。
3. 在适当温度下具有一定的黏性。
4. 在高温下液化而流失，且不留残渣。
5. 可被染成各种颜色，用于区别各种用途。
6. 在一定范围内可进行制模性加工。

四、特种蜡

（一）塑料蜡

EVA塑料蜡（图7-11）是含有3%~5% EVA塑料的合成蜡，是用于覆盖、粘接、

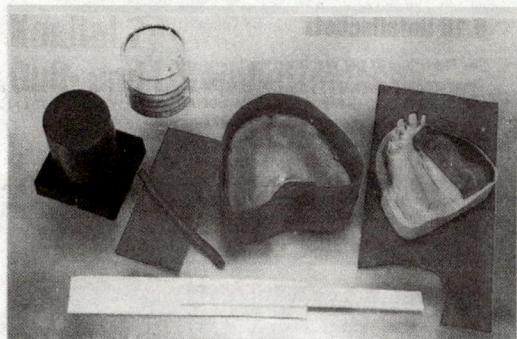

图7-11　EVA塑料蜡

填平和制盒的特种蜡料。EVA 塑料是乙烯与醋酸乙烯的共聚物。这种合成蜡弹性好，抗弯强度大，工艺雕刻性好，收缩与膨胀小，不易折断，韧性好，表面光滑，具有非常良好的使用性能。使用方法与传统的基托蜡和铸造蜡相同。类似的合成蜡是将低分子量的聚合乙烯树脂与石蜡、蜂蜡混熔制得，可以改善其力学性能和热性能。

（二）美学蜡

美学蜡又称牙色模拟蜡，有三种颜色组合，分别为不透明层、牙体层、牙釉质层，有不同的透明度，可用于模拟牙齿，预计修复后的效果。

（三）填平蜡

在复制模型之前进行准备工作时，需按义齿的戴入方向对余留牙的不利倒凹进行填平处理，此时就要用到专门的填平蜡。这种蜡容易涂抹、刮修，能在加热的同时进行平整工作。填平蜡中的填充剂含量很大，而且颜色很深。

第三节　蜡的加工方法

为防止模型与蜡发生粘连，做蜡型之前需采用优质分离剂对模型进行处理。涂分离剂时注意不可超量，否则会降低蜡型的准确性，使铸件内表面质量变差。

一、液态加工法

液态加工法包括滴蜡法、涂抹法和浴蜡法。使用该法需注意：
1. 对模型进行预热。
2. 尽可能在低温状态下对蜡进行加工。
3. 尽可能采用电蜡刀或浴蜡缸使蜡保持合适的较低温度。
4. 涂蜡时采用少量多次加蜡法。
5. 避免磨石碎屑混入蜡中。

二、塑性加工法

使用该法需注意：
1. 在火焰上或水槽内对蜡片进行均匀加热，以使其具有所需的形状。
2. 需快速成形加工，因为蜡的冷却较快。
3. 需反复进行加热、成形和冷却这一程序，以尽量减少蜡的内应力。

三、切削加工法

使用该法需注意：
1. 在对蜡进行刮削和切削加工时，采用锋利的刀具。
2. 避免对蜡表面进行强光照射。

3. 在对蜡进行抛光时，需使用棉花团或合适的毛笔。

蜡型完成后应立即包埋，如需放置 30 分钟以上，宜放在冰箱内或 0℃~5℃ 的洗洁精水中。冷藏过的蜡型包埋前应升温至室温，并重修边缘。

自我检测

一、名词解释

1. 熔化范围
2. 软化温度

二、填空

1. 蜡在加工过程中温度越低膨胀率越_____，完成的蜡型准确率就越高。
2. 蜡的遇热回复现象，其本质是_____。
3. 蜡的弹性模量、抗压强度随温度升高而_____。
4. 基托蜡的商品名为_____，一般可分为_____和_____两种。
5. 基托蜡的主要成分是_____和_____。
6. 在普通的基托蜡和铸造蜡中加入_____，可提高蜡的抗裂和抗脆性能，并可增加其光滑性。
7. 铸造蜡可分为_____和_____。
8. 铸造金属支架蜡主要包括_____、_____和_____，其中用于制作蜡型铸道的是_____。

三、选择题

1. 临床上制作蜡型后，室温放置其形状会逐渐变化，原因是_____。
   A. 热胀冷缩　　B. 蠕变　　C. 应力松弛　　D. 应变　　E. 材料的弹性恢复
2. 在减少或消除蜡型内应力的措施中，下列错误的是_____。
   A. 尽量降低蜡的操作温度　　　　　　B. 滴蜡时应采用少量多次的方法加蜡
   C. 防止蜡型在温差较大的环境之间移动　　D. 制作完成的蜡型应快速冷却
   E. 基托蜡应分多个区间对蜡进行塑形
3. 蜡开始熔解的温度与全部熔解时的温度正确的叙述是_____。
   A. 一样
   B. 后者比前者高 5℃~10℃
   C. 前者比后者高 5℃~10℃
   D. 后者比前者高 20℃~25℃
   E. 前者比后者高 20℃~25℃
4. 下列不适合用红蜡片的是_____。
   A. 制作蜡基托
   B. 制作支架蜡型
   C. 转移颌位关系
   D. 对卡环进行固定

E. 熔化后浇注各种蜡型

5. 关于铸造蜡的表述，下列错误的是_____。

A. 主要用于制作各种铸造修复体的蜡型　　B. 可无残渣的全部燃烧掉

C. 硬度高　　　　　　　　　　　　　　　D. 主要成分是蜂蜡

E. 包括嵌体蜡和铸造金属支架蜡

四、简答题

1. 为什么包埋蜡型之前需使用表面张力去除剂？

2. 生产铸造蜡时，为什么要在石蜡中添加棕榈蜡、地蜡和蜂蜡？

3. 为什么要求嵌体蜡汽化后不留残渣？

4. 浸渍蜡的正确操作方法是什么？

5. 与普通的铸造蜡和基托蜡相比，EVA 塑料蜡有哪些优良的使用性能？

6. 蜡型完成后需要立即包埋吗？为什么？如果不能立即包埋应该怎么做？

义齿制作流程之环节四：包埋蜡型，失蜡后形成材料转换腔

第八章　包埋材料

本章导学

　　义齿蜡型制作完成后，如何"偷梁换柱"，用义齿材料取代蜡型，这就需要进行以下操作：①用合适的材料包埋蜡型，并使其硬化；②用适当的设备加热去除蜡型后形成空腔，即材料转换腔；③用合适的设备熔化合金或陶瓷，并使其快速流入材料转换腔；或者把面团期的塑料填入材料转换腔再进行热处理。这样义齿材料就取代了蜡型。

　　包埋材料的含义很明确，即某些物件可被包埋于其中。它是一种能够精确复制蜡型的形态和解剖特征的耐火材料。包埋材料最重要的性能是适当的膨胀率（与合金的收缩率匹配）、强度、表面光洁度和透气性。这些性能与它的组成密切相关。

　　在义齿铸造技术中，人们用包埋材料包埋蜡型，这种包埋材料被称为精密铸造包埋材料。此外还用包埋材料包埋要焊接的金属修复体。因此包埋材料被分为两类，铸造包埋材料和焊接包埋材料。本章着重介绍铸造包埋材料。"包埋"活动义齿基托蜡型的材料是普通石膏，这个过程习惯上叫做装盒。因此石膏一般不称为包埋材料。

第一节　概　述

一、性能与质量影响因素

（一）性能

包埋材料必须具备如下性能：
1. 不应与蜡型发生化学反应。

2. 适当的固化时间。从调拌包埋材料得到均匀的具有流动能力的糊状物，直到完成蜡型的包埋，在这段时间内包埋材料不能凝固。当包埋工作完成后，包埋材料可在相对短的时间内凝固。

3. 适当的膨胀率。被包埋的蜡型进行失蜡处理后形成材料转换腔，该空腔在凝固和加热时发生三维膨胀，其膨胀量应恰好抵消浇入合金的凝固收缩量。贵金属合金的收缩量为 1.25% ~ 1.8%（线性），非贵金属的收缩量为 1.25% ~ 2.45%（线性）。包埋材料的膨胀来自于吸湿性膨胀、热膨胀和凝固膨胀。这三种膨胀组合起来即形成总的膨胀量，总膨胀量应等于合金的凝固收缩量，以便使铸件具有所需的尺寸。

4. 具有一定的强度。在铸圈中凝结和硬化后的包埋材料必须具有足够的强度，以便可无损坏地把它取出来，并可用刀进行切修和在砂轮上进行打磨而不发生损坏。在失蜡和干燥过程中需要控制温度，当温度为 180℃ ~ 250℃ 时，液态蜡会从铸道中流出。在铸圈被烘干时，残余的蜡不会流出来，但却会渗透到包埋材料中去。这样一来，就会对某些合金造成损害。如果过早地把铸圈放入干燥箱或预热炉，或者干燥温度被调得过高，则会使铸出的铸件表面粗糙。其原因是，残余的水分在汽化时形成大量微型爆炸点，破坏了材料转换腔的光滑表面。如果保证正确的包埋材料凝固时间（约为 45 分钟）和正确的干燥温度（不超过 250℃），则转换腔的表面就不会发生上述破坏。包埋材料的强度取决于结合剂的含量，结合剂越多，强度越大。石英晶体与结合剂之间的结合必须足够牢固，这样当铸圈被进一步加热时，包埋材料虽然发生明显膨胀也不会破裂。

当铸圈被加热到预定温度并保温半小时后，即可开始浇铸工作。不论采取哪种浇铸方法，此时注入材料转换腔内的金属熔液都会向包埋材料施加很大的压力。因此，包埋材料在炽热状态下须有足够的强度，以便能耐受液态金属的撞击力，不会因此而产生微裂纹。另外，包埋材料还必须具有较高的棱角强度，以便能在铸件上再现清晰的棱角，不因高温丧失细节。包埋材料中的颗粒绝不能被射入铸圈内的金属液体冲落，否则这些颗粒会在铸件中形成杂质，明显降低铸件的质量。

5. 具有一定的表面光洁度。为了使铸件具有较高的表面质量，就须相应地制作出具有光滑表面的蜡型。另外，要求包埋材料中的耐高温成分具有较小的粒度，而且包埋材料需含有足够多的结合剂。需要注意的是，过多的结合剂会使包埋材料的透气性降低，从而影响蜡型的汽化逸出及包埋材料的膨胀率；但较少的结合剂会使包埋材料的强度降低。因此，需要恰当地搭配包埋材料的各个组分，以便使包埋材料具有最佳性能。

6. 具有一定的透气性。铸圈被高温加热后，材料转换腔内的气体会变得很稀薄。如果包埋材料很致密，则当液态金属射入材料转换腔时就会有一部分空气被封闭于材料转换腔内。这些空气会被驱赶到一些角落中，例如卡环尖部或冠边缘处，使得这些部分不能被液态金属充满而导致铸件缺陷。因此，包埋材料必须具有一定的透气性，使残余空气能从铸圈底部逸出去。当采用真空压力铸造法时，先把残余空气从铸圈中抽出，再把液态金属压入铸圈中。建议做法：用砂轮把铸圈底部的光滑致密层磨掉或者用刀把该层刮掉，以便使空气能顺利地逸出或被抽走。蜡型上的排气道也有助于残余空气从材料转换腔中逸出。

7. 在铸造时不与金属发生化学反应。在高温状态下，不应与液态金属发生化学反应，不产生有毒气体破坏金属的性能。

（二）影响因素

影响包埋材料质量的因素有如下几方面：

1. 某些包埋材料生产厂家的原料质量不佳 由此导致铸件表面质量差，特别是铸件尺寸精度不合格。

2. 不恰当的储存 包埋材料应尽可能恒温地储存于干燥场所。如果包埋粉储存于较冷的房间中，而液被储存于正常室温下，则混拌出的包埋材料就不凝固。

3. 使用过期的包埋材料 过期的包埋材料粉与液混拌时凝结很慢，而且凝结后也达不到应有的强度。例如石膏类包埋材料，如果取出粉后未立即盖上盖子，粉就会吸潮，大部分半水石膏会转变成二水石膏。

4. 脱混现象 包埋材料都是由磨碎并筛过的石英类物质与结合剂的混合物，两者的密度相差较大。因此在大的容器中，很容易发生脱混现象。也就是说，混合物中重的成分会沉积于容器的底部，这样一来，容器内各层物料的混合比就不一样了，因而易出现凝结不良，特别是膨胀率不合格。脱混现象往往是运输过程中引起的，为了使物料重新混合均匀，就要对容器进行振动或滚动。

二、组成与分类

（一）组成

包埋材料一般是由三种不同材料制成的混合物。

1. 耐高温成分 通常是某种晶体形式的二氧化硅，如石英、鳞石英、方石英，或它们的混合物。

2. 结合剂 耐高温成分单独不能形成具有内聚力的固体块状物，需要结合剂。用于牙科金合金铸造的常用结合剂是 α - 半水硫酸钙、磷酸盐、硅酸乙酯及其他类似材料。

3. 添加剂 通常耐高温成分和结合剂并不足以提供包埋材料所需要的性能。加入其他化学物质，如氯化钠、硼酸、硫酸钾、石墨等，可以改善包埋材料的性能。例如，少量的氯化物或硼酸可使石膏结合剂包埋材料的热膨胀均匀，并略增其热膨胀量和包埋材料的强度；石墨具有还原作用，可防止金属氧化，使铸件光洁度提高。

（二）分类

1. 根据结合剂分类

（1）**磷酸盐类** 结合剂采用磷酸盐。

（2）**石膏类** 结合剂采用硬石膏，故称之为石膏类包埋材料。在过高温度下，石膏会因分解而失去结合能力。

（3）**硅酸盐类**　结合剂采用硅酸盐。

2. 根据用途分类

（1）**铸造用包埋材料**　用于包埋牙科技师制作出的修复体熔模（蜡型）。

（2）**焊接用包埋材料**　用于包埋焊接的金属铸件。

第二节　包埋材料的膨胀控制

　　利用包埋材料形成材料转换腔后的膨胀来补偿液态金属在冷却凝固时的收缩，以便使铸件具有所需的尺寸，这是一个非常重要而且复杂的问题。也就是说，铸件与被包埋的蜡型在空间三维方向上的一致性应达到千分之一毫米的水平。因此，材料转换腔在受热时各方向发生的膨胀必须一致。下述设想是错误的：如图8-1所示在各方向上均匀发生膨胀。实际发生的情况是，该膨胀基于原子或分子之间距离的增大，当体积变化不受限制时，所有的线段长度都比其初始值增加（图8-2）。在实践中，具有关键意义的是"不受阻碍的体积变化"。包埋材料的膨胀包括热膨胀、凝固膨胀和吸水膨胀。

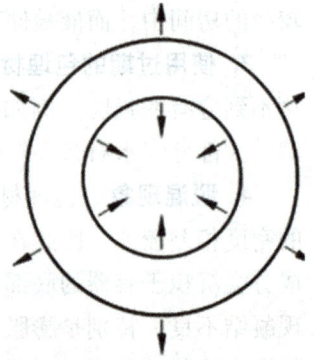

图8-1　对空心圆柱体膨胀过程的错误设想

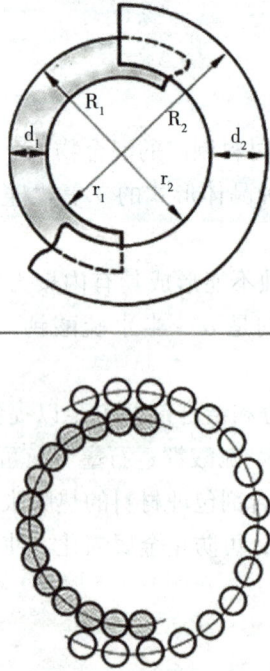

图8-2　空心圆柱体截面的膨胀和收缩，以三维方式观察所发生的变化

一、热膨胀

热膨胀是指包埋材料在一定温度条件下进行加热处理，体积发生膨胀。这是包埋材料一个非常重要的性能，主要由石英及其变种的热膨胀来实现。

石英是硅的一种氧化物，它以多种形式出现于自然界中。属于石英类的晶体有六种，它们分别是：α-石英、β-石英、α-鳞石英、β-鳞石英、α-方石英和β-方石英。石英的这些变种在不同温度下会发生晶格改变，其体积也会发生变化。例如当石英被加热到870℃时，会转化为鳞石英，同时伴有12.7%的体积膨胀。当被加热到1470℃时，鳞石英转化形成方石英，伴有4.7%的体积膨胀。当温度继续升高到1723℃时，方石英就熔解了，形成熔融石英（石英玻璃），体积较稳定。上述石英变种的实现，不仅需要热能，而且需要时间。如果冷却速度快，上述反应是不可逆的（图8-3）。

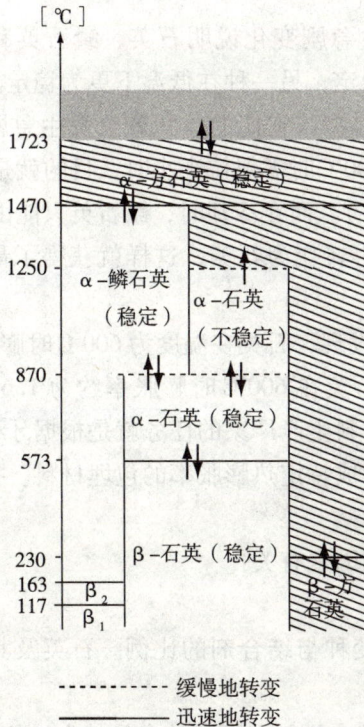

图8-3　石英、鳞石英、方石英的转变

如图8-4所示，三种类型的石英没有一个是均匀膨胀的。相反，它们在膨胀曲线上均表现出突然的变化（非线性）。方石英在230℃前，膨胀率比较均匀。在230℃时，其膨胀率从0.5%急剧增至1.6%。超过230℃后，其膨胀率又变得均匀了。在573℃，石英也呈现出急剧膨胀，鳞石英则在117℃和163℃两次呈现出类似的急剧变化。

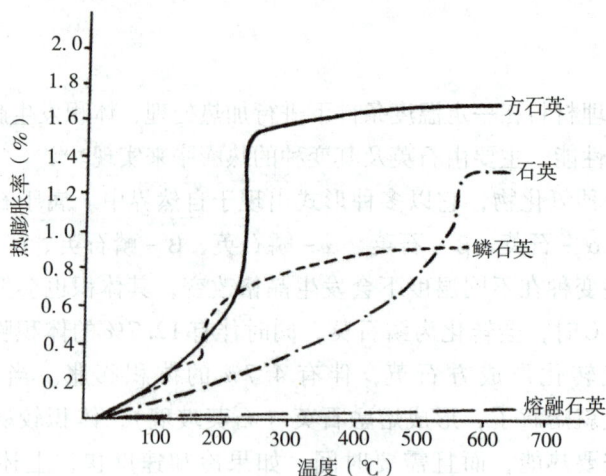

图 8 - 4　四种石英的热膨胀曲线

膨胀率随温度变化而发生急剧变化说明石英、鳞石英和方石英均存在两种晶型变体，其中一种在高温下更为稳定，另一种在低温下更为稳定。石英、鳞石英和方石英的晶格一旦由 β 晶型转变成 α 晶型，它们的体积就会发生急剧膨胀。因此，包埋材料在预热过程中升温至 850℃ ~ 1000℃ 时需保持半小时，目的就是为了让石英转变为鳞石英，获得较大的体积膨胀（12.7%）。而在冷却时，鳞石英只能由 α 晶型转变成 β 晶型（体积仅收缩 0.8% 左右），不能再转变为石英，这样就获得了最终的体积膨胀，可补偿金属的收缩。

我们仔细观察图 8 - 4 会发现，石英在温度为 600℃ 时膨胀率约为 1.4%，鳞石英在 600℃ 时膨胀率约为 1%，方石英在 600℃ 时膨胀率约为 1.6%。石英的晶型变体不同，热膨胀值也是不同的。包埋材料生产厂家的任务就是根据牙科技师的要求把石英及其变种与结合剂混合起来，以便形成特定热膨胀率的包埋材料。技师的主要任务就是严格按照厂家说明进行操作。

包埋材料的热膨胀与下列因素有关：

1. 预热温度。

2. 包埋材料中石英及其变种与结合剂的比例。石英及其变种的含量越大，热膨胀率越大。

3. 耐高温成分中方石英的含量。方石英的含量越大，热膨胀率越大。

4. 调拌时粉与水的比例。粉的比例越大，热膨胀率越大（图 8 - 5）。

5. 是否采用了真空调拌。真空调拌可提高包埋材料的热膨胀率。

6. 调拌时混合液（液与水）的比例。液的比例越大，热膨胀率越大。

（%）

1.0

0.8

0.6

0.4

0.2

0

700℃时的热膨胀率（线性）

50:100　　40:100　　30:100

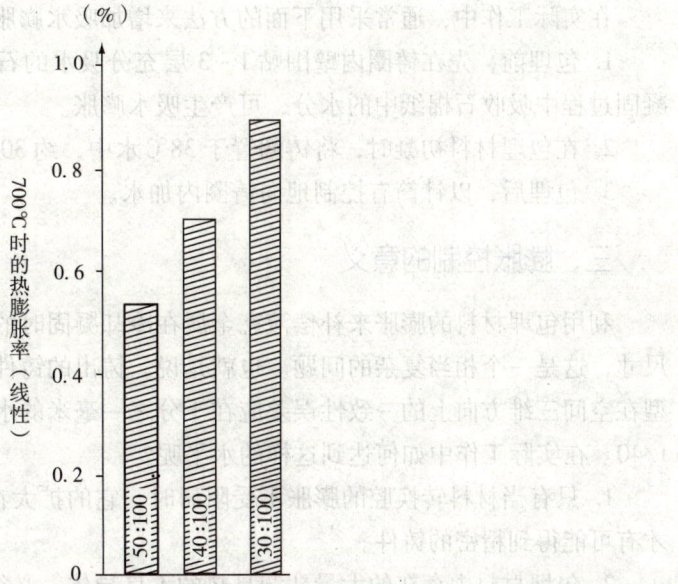

图 8 - 5　包埋材料的热膨胀率与调拌时水与粉比例的关系

二、凝固膨胀与吸水膨胀

对于大多数铸造用包埋材料来说，单凭包埋材料的热膨胀难以达到预期的膨胀值，还需要包埋材料的凝固膨胀。凝固膨胀是指包埋材料在空气中正常凝固过程中发生的膨胀。吸水性膨胀是包埋材料在凝固过程中接触外来水分所产生的膨胀。区别凝固膨胀和吸水膨胀是困难的，因为两者几乎同时发生并同时结束。在实际工作中，获得的是包埋材料的凝固膨胀与吸水膨胀的总和，而这比单独凝固膨胀要大。

包埋材料的凝固膨胀与其结合剂有关。石膏类包埋材料的凝固膨胀是石膏的固化反应起主要作用，与二氧化硅无关。其原理与石膏本身的固化膨胀相同。二水石膏的针状结晶交替增长，因互相挤压而向外膨胀。若有二氧化硅粒子存在，针状结晶易于生长，有利于材料膨胀。所以石膏类包埋材料比单独的半水石膏凝固膨胀系数大。而在磷酸盐包埋材料中结合剂的含量越高，凝固膨胀越大。当结合剂含量一定时，氧化镁所占的比例越大，凝固膨胀越大。磷酸盐包埋材料凝固是通过结合剂发生的酸碱中和反应来实现的。

将包埋材料的吸水膨胀应用于包埋过程中，使铸造收缩得到补偿的方法称为吸水膨胀法。

包埋材料的吸水膨胀与下列因素有关：

1. 吸水膨胀量与二氧化硅的含量呈正比；二氧化硅的粉末粒度越小，吸水膨胀率越大。

2. 吸水膨胀的大小可以通过操作方法予以调节，水粉比小、接触水的时间长、水量多及水温高等均会使吸水膨胀增加。

在实际工作中，通常采用下面的方法来增加吸水膨胀量：

1. 包埋前，先在铸圈内壁围贴 1~3 层充分吸水的石棉纸，然后包埋。包埋材料在凝固过程中吸收石棉纸中的水分，可产生吸水膨胀。

2. 在包埋材料初凝时，将铸圈置于 38℃水中，约 30 分钟。

3. 包埋后，以针筒有控制地向铸圈内加水。

三、膨胀控制的意义

利用包埋材料的膨胀来补偿液态金属在冷却凝固时的收缩，以便使铸件具有预定的尺寸，这是一个相当复杂的问题。也就是说，铸出的铸件与当初被包埋材料所包埋的蜡型在空间三维方向上的一致性误差应在千分之一毫米的水平，相当于一根头发丝直径的 1/40。在实际工作中如何达到这样的水平呢？

1. 只有当材料转换腔的膨胀不受阻碍时，它的扩大在空间三维方向上才是一致的，才有可能得到精密的铸件。

2. 包埋材料中存在的大量孔洞是热的不良导体，必须严格按照预热炉的温升曲线，使各处的温度达到基本一致，从而使各处包埋材料的热膨胀均匀。

3. 包埋材料的粉与液之间的比例，不仅对包埋材料的凝固膨胀有影响，而且对其热膨胀也有影响。在实际工作中必须严格按照厂家规定的配比方法进行包埋材料的混合，取料时必须称重量，不可采用估计的方法。

4. 包埋材料的膨胀随着温度和湿度的变化而变化。因温度和湿度的变化导致铸件的尺寸不合适，必须及时调整混合液的比例。若尺寸偏大，降低液的比例，加大水的比例；若尺寸偏小，加大液的比例，降低水的比例。

第三节　包埋材料的使用

一、石膏类包埋材料

贵金属合金铸造包埋材料首选石膏类包埋材料。因为贵金属的预热温度在 600℃ ~ 700℃，贵金属的铸造收缩率较小，石膏类包埋材料的膨胀完全可以补偿。另外把铸件从石膏类包埋材料内取出非常容易，不用喷砂，因而不会损伤贵金属铸件。

（一）组成

石膏类包埋材料由以下部分组成：

耐高温成分：石英、鳞石英、方石英（50% ~75%）。

结合剂：α – 半水硫酸钙（25% ~45%）。

添加剂：少量氯化钠、氯化钾、氯化锂、石墨（2% ~3%）。

（二）性能与影响因素

1. 包埋材料的组成

（1）石膏含量越多，包埋材料的强度越大，表面质量越好，但透气性和膨胀率较低。

（2）石英含量越多、石英颗粒越大或粒度越均匀，或者调拌时加的水越多，则包埋材料的透气性越好，但是其强度和表面质量越低。

2. 水与粉的混合比例也影响包埋材料的热膨胀率（见图8-5）。水粉比一般为0.30~0.40，水粉比加大，固化时间延长，膨胀率降低。

3. 包埋材料在温度为38℃水中凝固时，其膨胀率会升高。

4. 石膏类包埋材料中的硫酸钙，性能受高温的影响。当温度超过700℃时，硫酸钙被残留在铸圈中的碳元素还原，分解成二氧化硫或三氧化硫，可污染铸造合金，使铸造金属变脆，影响金属的机械性能。建议铸圈的加热温度设在700℃以下，或在铸造温度维持1小时，使分解物全部分解并排出后，再进行铸造。石膏类包埋材料通常限于金合金的铸造。

5. 在真空条件下对包埋材料进行混拌，这样不仅可防止蜡型表面上出现气泡，而且可提高包埋材料的热膨胀率。

6. 石膏类包埋材料必须贮存于干燥的库房里，且装于密封良好的容器中，否则石膏吸潮，造成包埋材料凝固很慢，而且凝固后也达不到应有的强度。

操作变化对石膏类包埋材料膨胀的影响见表8-1。

表8-1　操作变化对石膏类包埋材料膨胀的影响

影响因素	凝固膨胀和吸水膨胀	热膨胀
增加水粉比	减小	减小
延长调和时间	增加	不变
加快调和速度	增加	不变
增加包埋材料的老化程度	减小	不变
推迟开始浸水的时间	减小	
提高水浴温度	增加	
减小二氧化硅颗粒的直径	增加	
提高耐高温成分/结合剂比例	增加	

二、磷酸盐类包埋材料

钯和非贵金属合金的瓷熔附金属修复体、金属冠桥修复体常采用磷酸盐包埋材料。此外，磷酸盐包埋材料适用于所有合金，而且特别适用于高熔合金和铸圈预热温度超过700℃的合金。

（一）组成

1. 耐高温成分　石英或方石英（占总重量的80%~90%）。

2. 结合剂 磷酸二氢铵、磷酸二氢镁及金属氧化物（主要是氧化镁的混合物，占总重量的 10% ~20%）。

3. 添加剂 硅溶胶悬浊液（一般含二氧化硅 20% ~30%，可获得更大的膨胀）或水。

（二）性能与影响因素

1. 凝固时间。凝固时间太短，影响操作质量；凝固时间太长，则包埋后加热前等待的时间也长。磷酸盐包埋材料调拌水粉比为 0.13 ~0.20 时，凝固时间为 8 ~11 分钟。一般来说，粒度越细，粉液比越大；环境温度越高，调拌时间越长，凝固越快。

2. 抗压强度。磷酸盐包埋材料在凝固后是很坚硬的，固化 24 小时后抗压强度可达 9 ~30MPa，经加热冷却后仍有 2 ~14MPa。因此，它们可不加铸圈而进行铸造。可用塑料圈包埋蜡型，但在预热前应把塑料圈去掉。结合剂的含量越大，粉液比越大，抗压强度越高。用硅溶胶调拌磷酸盐包埋材料，可增加材料室温及高温时的抗压强度，改善表面光洁度。但是抗压强度不宜过高，过高会给铸件脱模造成困难。

3. 膨胀率。磷酸盐包埋材料的综合膨胀率为 1.3% ~2.0%。结合剂含量越高，凝固膨胀就越大；当结合剂含量一定时，氧化镁和磷酸二氢铵的重量比影响凝固膨胀，当其比例为 3:7 时，比 1:1 有更大的凝固膨胀；石英和方石英的总含量及方石英所占比例影响热膨胀；磷酸盐包埋材料也具有吸水膨胀的性质。采用硅溶胶调拌比采用水调拌凝固膨胀显著增大（图 8 -6）。包埋材料还可以通过改变硅溶胶浓度，在一个较大的范围内调节膨胀率（图 8 -7）。要想获得所需的膨胀值，必须严格按照厂家提供的粉液比调拌。

4. 粒度与透气性。粒度一般在 200 ~350 目之间。粒度越小，铸件表面的光滑度越好。磷酸盐包埋材料的透气性较石膏包埋材料小，易使铸件产生气泡，因此包埋时需在蜡型上设置排气导线或在包埋材料中加入纤维，以增加透气性。

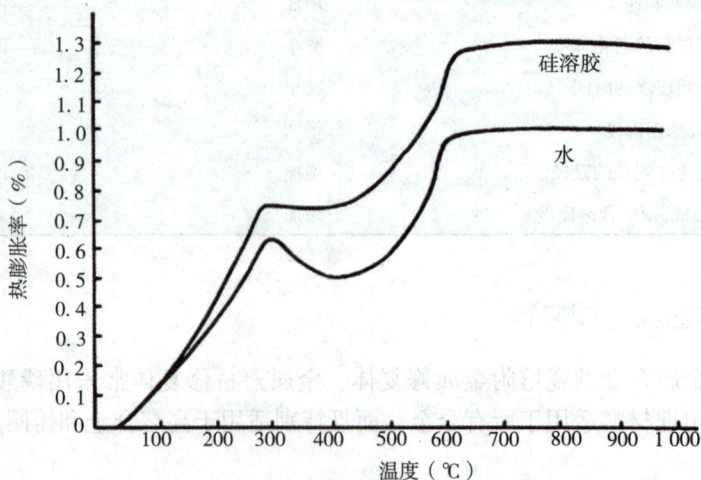

图 8 -6 分别采用水和硅溶胶调拌的包埋材料的热膨胀率

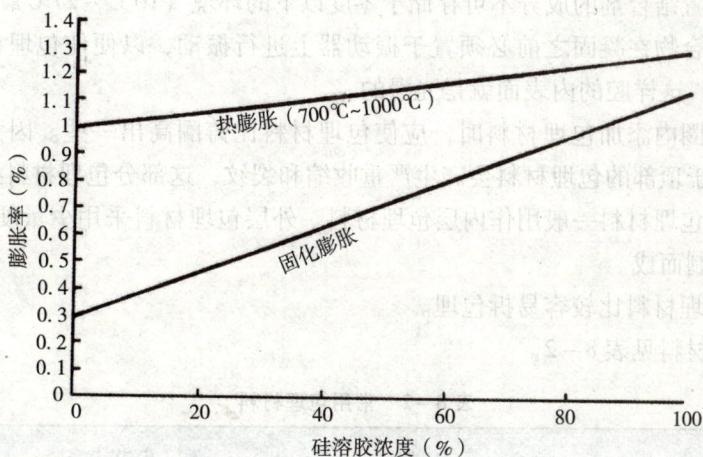

图 8-7　硅溶胶浓度对磷酸盐包埋材料的固化膨胀和热膨胀的影响

5. 包埋材料应被预热到 850℃ ~ 1000℃，具体温度值依合金类型而定。预热的温度越高，则包埋材料越硬。包埋完成后应等待 1 ~ 2 小时，待包埋材料完全凝固后方可烘烤铸圈。在 250℃ 前应缓慢升温，防止包埋材料开裂；升到 300℃ 维持半小时，然后在 1 ~ 3 小时内升温到 700℃，使铸圈内的气体充分排出；30 分钟后升温至 850℃ ~ 1000℃，维持半小时即可铸造。

6. 在温度低于零度时，性能变差，其中的液体尤其如此。

7. 当包埋材料与搅拌器中残留的石膏接触时，就不能很好的凝固。

8. 与石膏类包埋材料相比，磷酸盐包埋材料难于拆包埋。当用喷砂法清除较大块的包埋材料残余时，石英会与喷射的砂混合起来。混有石英的砂被吸入肺部会导致很危险的后果（尘肺或矽肺）。

三、硅酸盐包埋材料

铸造支架最常用的是硅酸盐包埋材料，此种包埋材料加工很复杂，但正确使用，铸造效果非常好，因为其热膨胀很均匀。目前磷酸盐也被广泛地用作支架的包埋。

（一）组成

硅酸盐包埋材料由耐高温成分、结合剂和调和液组成。

1. 耐高温成分　石英或方石英。

2. 结合剂　正硅酸乙酯或硅酸钠。

3. 调和液　盐酸水溶液。

（二）性能与操作注意

1. 固化时间在 10 ~ 30 分钟，膨胀率较大，但抗压强度低。透气性比石膏包埋材料差。

2. 用于配置结合剂的成分不可存储于零度以下的环境（16℃～27℃最佳）。

3. 粉液混合物在凝固之前必须置于振动器上进行振动，以便使包埋材料形成致密的材料转换腔，这样腔的内表面就是光滑的。

4. 在向铸圈内添加包埋材料时，应使包埋材料比铸圈高出一些。因为此种包埋材料凝固后，处于顶部的包埋材料会产生严重收缩和裂纹，这部分包埋材料必须被割除。

5. 硅酸盐包埋材料一般用作内层包埋材料。外层包埋材料采用少量硬石膏（10%）与粗石英粉配制而成。

6. 此种包埋材料比较容易拆包埋。

常用包埋材料见表8-2。

表8-2 常用包埋材料

包埋材料	结合剂	添加剂	用途	预热温度	最大膨胀率 线性（%）	抗压强度 （MPa）
石膏类	α-半水硫酸钙	氯化钠、氯化钾、氯化锂、石墨	贵金属合金	600℃～700℃	1.4～1.6	2.5～5
磷酸盐类	磷酸二氢铵 磷酸二氢镁 氧化镁	硅溶胶悬浊液或水	所有合金	850℃～1000℃	1.3～2.5	9～30
硅酸盐类	正硅酸乙酯或硅酸钠	盐酸水溶液	钴铬钼模铸合金	1000℃～1100℃	2.2～2.5	10

四、铸钛用包埋材料

纯钛具有生物相容性好、耐腐蚀、重量轻和弹性模量低等优点，是理想的口腔修复材料。但是钛与氧、氮、氢等元素有较强的亲和性，且钛的熔点高达1668℃，化学活性大，即使在真空中也易与包埋材料发生反应，使铸件表面氧化、污染，从而改变钛原有的生物学和物理性能；铸造收缩率为1.8%～2.0%。所以普通的高熔合金铸造包埋材料不能满足其要求，必须选择专用包埋材料。能够满足钛铸造要求的包埋材料即为铸钛用包埋材料。

它必须具备如下条件：①不与钛发生反应。②可得到良好的表面性状。③铸件不被污染。④有补偿铸钛收缩的适度膨胀。⑤具有较高的常温、中温、高温强度。

（一）分类与组成

1. 按不同膨胀方式分 硅的硬化和膨胀变形产生的包埋材料、金属粉末（锆等）氧化产生膨胀的包埋材料、生成尖晶石（氧化镁、三氧化二铝）产生膨胀的包埋材料。

2. 根据主要组成分 硅系——二氧化硅、铝系——三氧化二铝、镁系——氧化镁、钙系——氧化钙、锆系——二氧化锆等为主要耐火成分的包埋材料。硅系、镁系材料中都加进了一定量的氧化铝、氧化锆、尖晶石、锂辉石等成分。

结合剂通常采用正硅酸乙酯或磷酸盐。

（二）应用

临床应用的铸钛包埋材料有硅系、镁系、铝系、钙系和锆系的包埋材料。

1. 硅系材料 硅系材料虽然价格便宜、操作简单、凝固膨胀较大，但因硅容易与钛合金发生反应，易导致铸件粘砂，影响铸件精度，故现已少用。

2. 铝系材料 铝系材料各方面性能尚好，但操作时间太长、铸模坚硬，铸件难以从中脱出，故应用受到了限制。

3. 钙系材料 钙系材料热稳定性最好，湿型强度大，高温下不产气，尽管有较大的凝固膨胀，但使用时仍需要加入热膨胀剂。且氧化钙粉末不易保存。

4. 镁系材料 镁系材料各项性能指标都较优越，添加相应的成分（如氧化锆等）后性能更加突出，是比较有前途的铸钛包埋材料之一。

5. 锆系材料 锆系材料是以二氧化锆和结合剂为主的新型高温包埋材料，这种材料能耐受1600℃以上的高温，并能够防止钛合金在铸造高温下与其发生反应，是目前临床上常用的铸钛包埋材料。

五、铸造陶瓷用包埋材料

铸造陶瓷在全瓷修复中占有较大的比重。Ivocar（易获嘉）公司上世纪90年代末推出了IPS－Empress 2热压铸造陶瓷以及与之匹配的快速包埋材料。铸瓷的铸造温度920℃，铸造收缩率在1%左右，所以包埋材料的总膨胀率一般要求在1.2%左右，与铸造收缩精确匹配。这种包埋材料由耐火填料二氧化硅、磷酸盐结合剂和氧化镁构成，性能为透气性好，铸件精度高，表面光洁度好。铸造完成后，包埋材料容易去除等。

知识链接

（一）快速包埋材料

近年来，在市场上出现了所谓的快速包埋材料。这种包埋材料是供技工室用于铸造加急义齿件的，它并不是包埋材料厂商出于技术进步目的而提供的产品。

快速包埋材料的热学性能方面类似于以前的包埋材料，但要注意以下问题：

1. 当铸圈被预热时，如果在相应温度区域内方石英发生了相变，则会在包埋材料中产生内应力。

2. 在预热时，铸圈内的温度分布是不均匀的，热量缓慢地从外向内传播。

3. 当包埋材料中的水分因铸圈预热而汽化时，会形成额外压力，导致内应力的发生。水在变成蒸气时，体积可增大到原来的1700倍。假如没有足够的空间容纳这些气体，就会出现相当高的压力。因此必须再次强调：在加热铸圈时必须缓慢、均匀地进行。

为了使快速包埋材料正常发挥作用需做以下变通：

1. 采用特种的高浓度的硅胶调拌液，可以改善包埋材料的稳定性。这种适用于快速包埋材料的专用稀料对温度很敏感，特别怕冷。

2. 由于热膨胀会受影响，因此这种包埋材料中不采用方石英。可添加膨胀率较小的耐火成分，例如氧化镁、氧化铝和氧化锆。

3. 恰当地选择包埋材料的粒度，以便产生较多的孔洞，同时也可降低包埋材料在高温加热时产生的内应力。

4. 现已开发出一些新型耐高温成分，只需用较少的专用液就可混拌。

要使快速包埋材料取得好的效果，必须严格遵守相应的操作规程，不遵守操作规程就有可能发生重大问题或产生废品。

（二）无碳磷酸盐包埋材料

无需预热，可直接放入950℃～1050℃的烤箱内，节省大量时间。配合高膨胀液，可用于非贵金属烤瓷合金的包埋；配合铸瓷专用液，可用于铸瓷的包埋；配合支架专用液，可用于铸造支架的包埋。粉液比例应严格按照厂家提供的使用说明进行操作。

自我检测

1. 包埋材料应具备哪些性能？

2. 影响包埋材料质量的因素有哪些？

3. 包埋材料一般由_____、_____和_____组成。

4. 中熔合金铸造包埋材料中可防止金属氧化、提高铸件光洁度的成分是_____。

　　A. 二氧化硅　　　B. 硬质石膏　　　C. 石墨　　　　　D. 硼酸　　　E. 色素

5. 根据结合剂和使用目的的不同，目前临床上常用的铸造包埋材料分为_____、_____和_____。

6. 膨胀是包埋材料的重要性能，通过膨胀可以弥补蜡型和合金的收缩，其膨胀主要有_____、_____和_____三种形式。其中仅由石膏起作用，与二氧化硅无关的是_____。

7. 200℃时热膨胀率最高的是_____，700℃时热膨胀率最高的是_____。

　　A. 石英　　　　　　B. 方石英　　　　C. 鳞石英　　　D. 熔融石英

8. 包埋材料的热膨胀与哪些因素有关？

9. 什么是凝固膨胀？什么是吸水膨胀？石膏类包埋材料凝固膨胀的原理是什么？

10. 包埋材料的吸水膨胀与哪些因素有关？如何增加吸水膨胀？

11. 影响石膏类包埋材料的凝固时间、强度、透气性、铸件表面光滑度和膨胀率的因素有哪些？

　　12. 影响磷酸盐包埋材料的凝固时间、强度、透气性、铸件表面光滑度和膨胀率的因素有哪些？

　　13. 使用硅酸盐包埋材料时应注意哪些问题？

义齿制作流程之环节六：打磨、抛光或饰面

第九章　打磨、抛光材料

▮ 本章导学

　　义齿制作流程之环节五是填胶、热处理或铸造，即用义齿材料取代蜡型，所用材料我们在基础篇已做详细介绍。填胶、热处理或铸造完成后，义齿还很粗糙或仅完成金属基底的部分，还需饰面或打磨抛光。饰面材料主要是陶瓷或塑料，也是义齿材料，本章主要介绍打磨、抛光材料。打磨分为铣削和磨削。以减少工作对象体积为目的的称铣削，以降低工作对象表面粗糙度为目的的称磨削。本章的重点是打磨、抛光工具的选择，以及铣削能力和磨削能力的影响因素。打磨、抛光材料包括切削刀具、刃具，磨具、磨料，抛光工具等。

第一节　分　割

　　在义齿制作中，很多情况下需使用分割技术。比如，可拆卸代型技术需要用手锯或圆锯对石膏进行分割；铸件需用分割盘来切除铸道等。

　　牙科技工室最常见的分割方式为手动锯割、电动圆锯分割和分割盘分割。

一、手动锯割

　　手动锯割主要采用弓锯，锯弓上可换装不同长度、截面和齿形的锯条。在锯割牙弓或铸道时，锯条应恰当安装，以便使锯尖朝向后部手柄。锯尖向后可使锯前进时阻力很小（不锯入工件），锯后退时则自动锯入工件中，这样有利于控锯，并使锯割压力不致过大。应当注意的是，拉锯要平稳，不要快速拉锯和推锯。锯的平稳运动可产生平整的锯缝。

　　手动锯割的优点：

　　1. 锯割时产生的热量最小。

　　2. 不易引起铸件弯曲或变形。

3. 可尽量齐根地切割铸道。

4. 不易碰伤铸件。

5. 在切割贵金属铸件的铸道时，金属的耗损量很小。

手锯分割是经济、方便的分割方法。它要求操作者具有一定的手感和经验。该方法多用于牙桩模型和贵金属铸件的分割。

二、电动圆锯分割

电动圆锯产生的是连续的锯割运动，其锯缝较窄而且准确。这是因为在锯割过程中锯片和模型都是被刚性引导的。与手锯相比，电动圆锯的锯割效率较高。

采用圆锯只能锯出直的锯缝，无法锯出圆弧。钢制圆锯片的厚度为 0.2 ~ 0.25mm，有时其上饰有金刚石颗粒。为了使锯片足够深地锯入模型中，使牙弓被彻底锯透，圆锯的半径必须足够大。但很薄的锯片在直径较大时更容易出现"抖动"。电动圆锯很容易引起事故，因此在使用圆锯时必须全神贯注。

使用注意事项：

1. 一定要把石膏模型牢固地固定于模型固定器上。

2. 在锯割之前，需调好模座对准锯片的位置，并牢靠固定。

3. 由于圆锯的转速很高，锯齿及金刚石颗粒会很快磨耗，所以应及时更换锯片（因为使用钝锯片锯模型，靠的是压力而不是锯齿的刃）。

4. 只有当石膏干透后方可使用带有金刚石颗粒的圆锯进行分割，否则金刚石颗粒很容易被石膏粘糊而失去效能。

5. 必须利用吸尘设备把石膏粉尘抽走。

三、分割盘分割

从铸件上切割铸道时，采用的工具是分割盘，又名大砂片。市售的分割盘有以下几种尺寸：

直径（φ）22mm，厚度为 0.2mm、0.3mm 和 0.6mm。

直径（φ）32mm，厚度为 0.3mm、0.6mm 和 1.2mm。

直径（φ）38mm，厚度为 0.6mm、1.2mm 和 1.6mm。

制造分割盘采用的磨料是碳化硅（SiC）和氧化铝（Al_2O_3）。磨料采用有机塑料粘结（表 9 - 1）。

表 9 - 1 制作切割盘用的磨料与特点

磨料	粘结方式	应用领域	特点
碳化硅（SiC）	有机塑料粘结	用于分割陶瓷、金属（钴铬合金除外）	不会被金属粘糊，寿命长，磨砺性强
氧化铝（Al_2O_3）	有机塑料粘结	用于分割黄金和各种金属	可进行冷式分割，不会产生气味，使用寿命长

分割盘的柔度有限，在使用过程中易发生夹卡现象，即使装有辅助的稳固盘，分割盘也会发生破裂。这时分割盘的碎片会快速地离心飞出，易造成人员受伤。

使用注意事项：

1. 使用分割盘时，必须戴护目镜。

2. 注意用左手的拇指支持住握工具的手。

3. 进行分割操作时，应施加尽可能小的分割压力。这样分割盘就不容易发生变形或夹卡现象（特别是薄或超薄型分割盘）。

4. 必须有吸尘设备的保护。

第二节 喷 砂

喷砂处理指的是把砂粒类松散物喷射到工件表面上。采用适当的喷射剂、气压或水压值，适当大小的喷嘴截面，并控制喷嘴到被喷射面的距离，即可把工件上有害的表面层去除，或者在该表面上形成有利的机械倒凹。

一、喷砂机的工作原理

牙科技工室常用的喷砂机是借助于喷嘴处所产生的负压把喷射剂输送到喷嘴处，并由压缩空气对喷射剂进行加速。喷射速度为150～180千米/小时。

随着时间的推移，喷射物会把喷嘴的口径磨大，射流的净化能力会迅速下降。为了延长喷嘴的使用寿命，优良的喷砂机都装有用特殊硬质合金制成的喷嘴。这种喷嘴也会逐渐被磨损，因此当喷射能力下降时就应更换喷嘴。

二、喷射剂

喷射剂是干的粒状物质，被喷射到工件表面时可起到磨砺、磨削或微密化作用。牙科技工室有各种各样的喷射剂。

（一）碳化硅颗粒

其硬度接近金刚石，价格相对较高，又称为金刚砂，常用于去除铸件上的包埋材料和金属表面的氧化物。

（二）刚玉

刚玉是自然界存在的天然矿物，主要成分是氧化铝（Al_2O_3）和氧化铁（Fe_2O_3）。

刚玉可分为以下几类：

1. 普通刚玉　呈褐色或暗褐色。普通刚玉硬而坚韧，其颗粒在较长时间的使用后仍具有良好的磨砺性，而且破碎缓慢。

2. 半贵质刚玉　呈浅色或浅褐色。半贵质刚玉的性能介于普通刚玉和贵质刚玉之间。

3. 贵质刚玉 呈白色、粉红色或暗红色。贵质刚玉硬而脆，在被喷射到工件表面时晶粒会破碎，可不断形成尖锐的棱。

牙科技工室使用的喷射剂通常由三种刚玉混合而成。氧化铝砂常用于烤瓷合金基底冠的常规表面处理、清洁及产生合适的粗糙面。

（三）玻璃珠喷射剂

玻璃珠是用高级可淬火的平板玻璃制造的，没有锐棱，因此不是侵砺性喷射剂。它只是撞击工件表面，不引起其表面的损伤。这种撞击产生的塑性变形，会在工件表面形成一些浅的圆形坑，使表面致密。

工件表面的致密化程度取决于以下因素：

1. 工件材料的硬度。

2. 喷射压力。

3. 玻璃珠的尺寸和密度。

4. 喷射时间。

5. 工件到喷嘴的距离。

通过此种喷砂处理可获得以下效果：

1. 工件表面上出现压应力。

2. 消除工件表面的微孔。

3. 提高工件的疲劳强度。

4. 使粗糙表面变得光滑。

玻璃珠可用于去除树脂表面的石膏粘层，也可用于套筒冠内面的清洁。玻璃珠作用于金属表面会产生均匀的亚光效果，获得平滑光洁的表面。

对很硬的材料进行喷射处理时，通常采用由刚玉和玻璃珠形成的混合物作为喷射剂，以使所喷射的表面平滑和致密。

喷射剂的粒度：

牙科技工室用于净化工件表面的喷射剂粒度通常为 $125 \sim 150 \mu m$，在微细颗粒范围内喷射剂的粒度为 $25 \sim 60 \mu m$；对于特别精细的表面，采用粒度在 $20 \mu m$ 以下的颗粒。

第三节 铣 削

一、铣削的定义与目的

铣削是用旋转工具进行的切削式加工过程，铣削工具都具有整齐排列的切刃（图 9－1）。铣削利用硬质合金锋利的刃来切削工件，使一部分材料脱离工作对象，去除多余部分。一般多用于加工相对较软的材料，如石膏、塑料、蜡等，也可用特殊设计的钻头来铣削金属这种坚硬的材料。在铣削工艺中，对铣头刃的保护是非常重要的。只有刃保持一定的完整性和锋利度，铣削工具才能发挥作用。

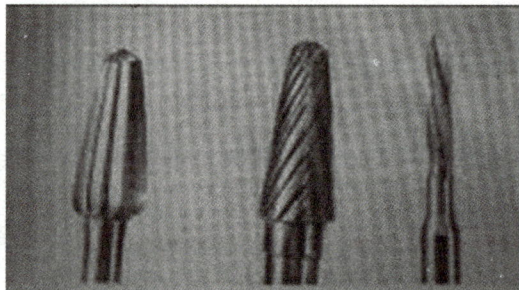

图9-1 具有整齐排列切刃的铣削工具

在工业制造中，人们研制出许多铣削车床，它们可以很小的误差和准确的尺寸加工出具有绝对平面或圆柱面的工件。与工业化制造相比，牙科技工在进行铣削时会遇到许多变动的量。也就是说，需要依靠手在工具上所获得感觉来调节走刀速度、切削速度、进刀深度及施加于工件上的压力。牙科技工只有掌握了铣削的相关基础知识和技巧，才能避免出现错误的加工。

二、铣削能力的影响因素

（一）被铣削工件的材质

即被铣削工件是用什么材料制成的。工件硬度大，铣削难度就大；工件硬度小，铣削起来较为容易。

（二）铣削工具的材质

铣头可由工具钢、高速钢或硬质合金制成。目前，牙科技工主要采用硬质合金制成的铣头，其原因是硬质合金的质量已得到了提高，而且切刃的切削能力可满足更高的要求。

硬质合金是一种烧结金属，是在约1500℃温度下采用粉末冶金方式制成的。硬质合金中含有硬度接近金刚石的碳化钨，粘结剂为钴，硬度可达到1600HV。只要工作温度不超过1100℃，硬质合金就具有铣削能力。

（三）铣刃的排列

根据铣刃的排列不同，可分为以下几类：

1. 直立刃铣头

优点：铣入能力强，铣削量大。

缺点：只可铣削较软的材料，铣削出的表面比较粗糙，有振动波痕。原因是铣刃易吃料而卡位，致铣头发生振动（图9-2）。

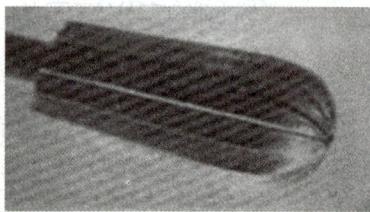

图9-2 直立刃铣头

2. 右螺旋刃铣头

优点：铣刃易于铣入，铣削量大，铣出的表面很光滑；铣头几乎不发生振动，工件会被拉向铣头。

缺点：铣削金属时会产生尖锐的针形铣屑，容易割伤操作者的手（图9-3）。

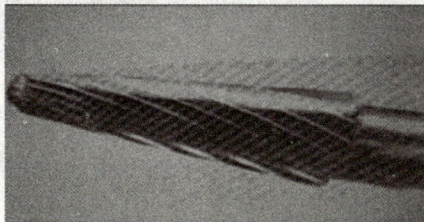

图9-3　右螺旋刃铣头

3. 左螺旋刃铣头

优点：铣入力强，铣削量大。工件表面光滑，铣时几乎不产生振动，工件会被铣头"推走"。

缺点：铣削金属时会产生尖锐的针形铣屑，容易割伤操作者的手（图9-4）。

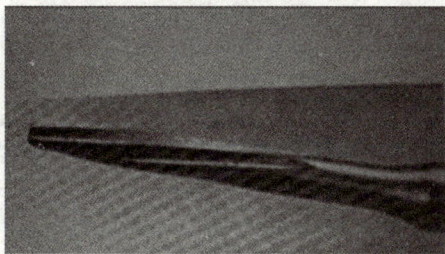

图9-4　左螺旋刃铣头

4. 横断式直刃或螺旋刃铣头

优点：铣屑较小，工作压力较小。

缺点：铣出表面的光洁度较低（图9-5）。

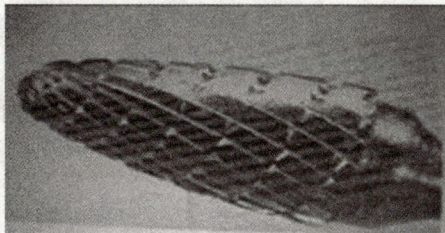

图9-5　横断式直刃或螺旋刃铣头

5. 交叉齿形刃铣头

优点：铣屑较小，工作压力小。

缺点：铣出表面不够光滑，稍显粗糙（图9-6）。

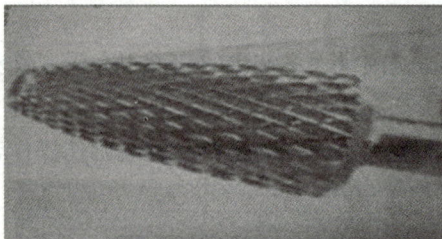

图 9 – 6 交叉齿形刃铣头

6. 金刚石齿刃铣头　此种铣头特别适合于加工很硬的材料，例如陶瓷和非贵金属合金。其加工方式更类似于磨削。

（四）刃的角度参数

铣头刃的基本形状为楔形（图 9 – 7）。

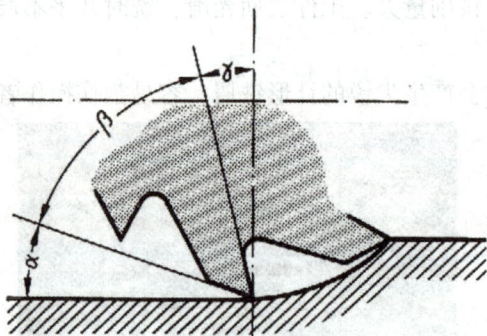

图 9 – 7　铣头的刃部所形成的几个角度

用于铣削硬质材料的铣头的刃具有较小的切屑角。切屑滑过的面称为切屑面。切屑面与垂直加工方向虚线之间的夹角称为切屑角。

楔角 β 指的是工具尖部形成的有利于切入工件的楔形角度。楔角 α 指的是刃的背与工件表面所形成的角度。

一般来说，楔角 β 较小时，消耗于工具上的力也较小，铣头的刃容易折断。工件材料较软的话，铣头的楔角可小一些。

在使用硬质合金铣头时，如果操作不当，比如使铣刃过深地铣入工件材料中会导致铣刃断裂（图 9 – 8）。

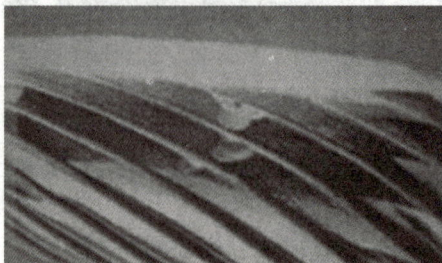

图 9 – 8　硬质合金铣头上的铣刃断裂情况

为了延长铣头的使用寿命，一般可加大铣刃的楔角，同时使后角变小。此种棱式铣法在铣削加工中得到了特别有效的应用。

（五）铣头的运动方式

1. 顺转式铣削　顺转式铣削的特征是铣头轴平移方向与铣头上缘的转动方向一致，此种铣削方式不适于牙科技工室对工件表面的铣削。其原因是，铣刃会立刻深入地切入工件表面，这样会在铣刃形成反向压力，进而在操作者的手和手腕上产生反向压力，使操作者出现疲劳，而且铣出的工件表面质量很差。

2. 反转式铣削　反转式铣削的特征是铣头轴平移方向与铣头上缘的转动方向相反，此种铣削方式比较适合牙科技工室。铣刃是逐渐切入工件表面的。与顺转式铣削相比，采用反转式铣削时作用于手腕上的压力是比较小的，铣出工件的表面质量很好。

需同时考虑铣刃的方向。左旋式铣刃，铣头宜采用顺转式铣削。

（六）铣头的给进量

铣头的给进量是指铣头每旋转一次其轴的平移量。由于铣头的移动是由人手控制的，因此给进量不是恒定的。

1. 当给进量较大和施加于铣头上的压力相应较高时，会在被加工的表面产生深坑（图9-9）。

2. 为了使铣出的表面较光滑，就需减小给进量，并相应采用较小的铣头压力。铣头因压力小而产生浅坑（图9-10）。

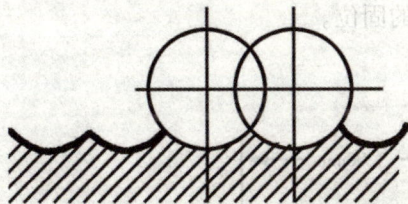

图9-9　给进量较大时　　　　图9-10　给进量较小时

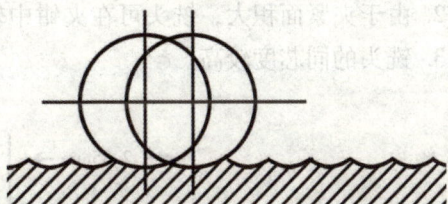

（七）切削速度

铣刃尖部在单位时间内运动的距离称为铣头的切削速度。切削速度的单位是：米/分钟（m/min）。铣头切削速度的值取决于电动机构的转速和铣头的直径。可用下列方式计算切削速度的值：$V = \pi Dn/1000$

式中：V为切削速度（m/min），n为电动机转速（r/min），D为铣头直径，$\pi = 3.14$。

采用额定值低的转速，具有如下益处：

1. 铣出的工件表面质量较高。

2. 铣头的旋转比较平稳。

3. 铣削机的工作寿命较长。

一般铣削工具制造厂商会根据特定的材料和铣刀类型规定转速范围。

①铣削蜡型：建议转速为 3000r/min。

②铣削石膏：建议转速为 10000r/min。

③铣削塑料：建议转速为 15000r/min。

④铣削贵金属合金和钛：建议转速为 10000～15000r/min。

⑤铣削非贵金属合金：建议转速为 15000～20000r/min。

（八）铣削压力

铣削压力对铣头的切削能力、切削深度、发热程度、工件表面质量和机器负荷都有影响。一般来说，铣削压力为 2～5 牛顿（/N），最高不能超过 7 牛顿（/N）。如果铣削压力过大会使铣头加快磨损，电动机也会发生过载现象。

（九）同芯度

为了使铣头能把工件铣得光滑，必须使手机和铣头都具有较高的同芯度。

（十）铣头的轴径

铣头的轴径和夹钳口可适应的直径是 2.35～3mm，当铣头的轴径从 2.35mm 增加至 3mm 时，铣头轴的截面积明显增大（图 9-11）。与常用的 2.35mm 的轴相比，较大的直径轴具有以下优点：

1. 不会发生铣头轴弯曲或弯折现象。

2. 由于夹紧面积大，铣头可在夹钳中较牢靠的固位。

3. 铣头的同芯度较高。

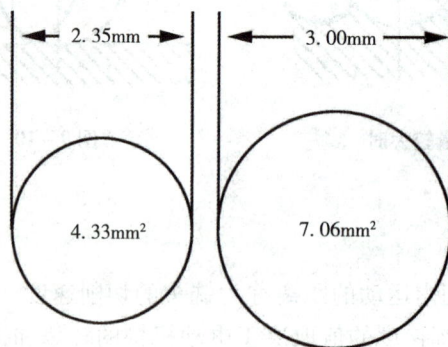

图 9-11 铣头的轴径与截面积关系示意图

第四节 磨 削

一、磨削的定义与目的

磨削是用旋转工具进行的磨削式加工过程，起切削作用的多刃粒磨料不规则地分布于打磨头上。一般来说，铣削是利用硬质合金锋利的刃来切削工件，使一部分材料脱离工作对象，去除多余部分；磨削则是利用磨头中磨料的切割能力，使材料的表面脱落本体的过程。一般多用于加工相对较硬的材料，如金属、陶瓷、塑料等。在磨削过程中，磨头不断有变钝的颗粒脱落和锋锐的颗粒露出，以维持切割能力，并避免磨头表面淤塞，从而提高工作效率。

在磨削过程中，工件和磨头二者体积都相对减小，产生的粉尘较多。根据工件材料正确选择磨头材料，能提高打磨效率，并减少粉尘。

二、磨削工具

牙科技工室中的磨削工具由打磨剂、黏合剂和工具轴构成。

(一) 打磨剂（磨料）

打磨剂的作用是把材料打磨下来。打磨剂有天然和人造两种。天然打磨剂有金刚石、天然刚玉等。由于人造打磨剂具有更优良的性能，因此天然打磨剂已很少使用了。

1. 磨料的种类

(1) 金刚石 金刚石研磨体的硬度高，且具有较高的长期黏合度，因此它几乎适合于所有工作领域。采用合成方法制成的金刚石称为人造金刚石。采用高温合成法制造金刚石时，采用的原料是石墨。合成时采用的工艺压力是 45000 bar，温度超过 1200℃。然后对产生的晶体进行净化和分选后，采用特殊的破碎法可把合成金刚石破碎成所需的颗粒。这些颗粒的形状和尺寸类似于天然金刚石。

金刚石磨头在牙科技工室可用于研磨和修整烤瓷、金属等，切割速度快，锋利且耐磨。细的金刚石车针可精修烤瓷形态。金刚石砂片有单、双面之分，一般厚 0.2 ~ 0.4mm，用于精密切割，可以灵活地修整烤瓷修复体，特别是邻接区。技工室常用一种金刚石调整石，类似一种磨板，可以对部分磨具进行形状修改和成形。

(2) 刚玉 刚玉是一种工业化生产的人造研磨剂，主要成分为 Al_2O_3。刚玉的特点是硬度高，仅次于金刚石和金刚砂，易被粘固，抗破碎能力强。它是把黏土、铝土矿和焦炭放在电炉中以大约 2000℃加以熔化，铝土熔化物凝固后被破碎、碾压并按粒度进行筛分即可。对于义齿加工来说，仅使用最纯的刚玉。

(3) 碳化硅（金刚砂） 碳化硅是把石英砂、焦炭和一些添加剂放入电炉中并加热到大约 2000℃后形成的。其硬度接近金刚石，它能形成具有尖棱的、有很强切割能力但很脆的晶体。

由于石英砂熔固为金刚砂石后性质已发生变化，因此用金刚砂作磨粒就不像石英砂粉末那样损害人的健康。

（4）**氮化硼**　氮化硼的硬度很高，属于超硬研磨剂。与生产人造金刚石一样，人们也是采用高温高压合成法来制取立方结晶氮化硼的。氮化硼是一种单晶，该晶体有明显的平面和尖锐的线棱。如果在研磨中承受的机械负荷过大，则该晶体的棱会迅速破坏并又形成新的刃棱。

2. 磨料应具备的性能

（1）**磨料必须具有高的硬度**　磨料的硬度是决定磨料切割能力的决定性因素。磨料的磨损以及由此引起的磨粒从结合剂上脱落，都取决于磨料的硬度和加工工件的硬度。

（2）**磨料应具有足够的热态硬度**　也就是说，磨料仅在不超过一定温度下才是耐热的。如果在打磨的过程中超过了这一温度，例如选错了磨料、施加了过高的打磨压力或者采用了过高的切割速度，则磨料的硬度和切割能力都会下降。

高温首先会使黏合剂的黏合力下降，并会使磨粒发生破碎。由于发生热膨胀现象，也会使砂轮在轴上的固定程度下降而发生松动。另一方面，打磨时产生的高温也会使工件的表面金属发生熔化而产生有害的"润滑"现象。

应当注意：如果砂轮上出现了"润滑"现象，则表明工件金属在砂轮上发生了表面熔化。如果砂轮被金属"润滑"了，则应在"修形石"上对该砂轮进行修整（图9-12）。

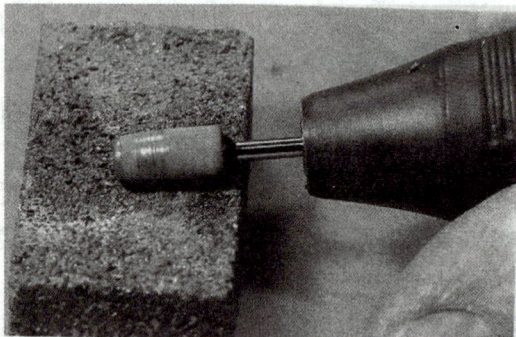

图 9 - 12　在修形石上修整砂轮

（二）黏合剂

黏合剂的作用是把磨料保持于砂轮（打磨体）上，并在磨料变钝后允许其从砂轮上脱落下来。黏合剂基本上决定了砂轮的打磨能力和使用寿命。根据黏合机理，黏合剂可分为以下几种：

1. 金属黏合　包括电镀式黏合和烧结式黏合。所有的金刚石打磨工具都采用金属黏合。电镀式黏合的金刚石磨头只在表面固定有金刚石颗粒，烧结式黏合的磨头内外都

充满金刚石颗粒，使用寿命更长。

2. 无机黏合　包括陶瓷黏合和镁砂黏合。碳化硅和刚玉磨料都是采用无机黏合剂加以黏合的。

3. 有机黏合　即塑料黏合或橡胶黏合。牙科用的分割盘和抛光头都是用有机黏合剂黏合起来的。

分割盘是采用塑料把磨料黏合在一起制成的。当分割盘工作时，由于打磨会产生大量的热，因此分割盘会具有一定的弹性。

用橡胶或硅胶把粒度很小的磨料黏合在一起即可制成黏合式抛光头。市场上也有一种精细抛光头，不含黏合剂。采用的磨料是氧化铝，并添加了氧化铬，后者使抛光头呈红色。此种抛光头具有很高的精细磨度，常用于贵金属的表面抛光。

磨头的硬度指的不是单个磨粒的硬度，而是被黏合剂合成的整个磨头的硬度。磨头的黏合硬度可用大写字母来表示：

A～D 为特别软，E～G 为很软，H～K 为软，L～O 为中等，P～S 为硬，T～W 为很硬，X～Z 为特别硬。

（三）工具轴

工具轴是由高强度钢制成的，常用的轴直径为 2.35mm，更结实的轴直径为 3mm。工具轴必须是绝对同芯的，这样旋转时才不发生振动。

三、磨削能力的影响因素

磨削工具的磨削能力与以下因素有关：

1. 磨头的硬度　其硬度应大于被磨物件。

2. 磨粒的尺寸　磨粒越大，磨削能力越强，磨出的表面越粗糙；反之，磨粒越小，打磨能力越弱，磨出的表面越光滑平整。

3. 磨头的形状和直径　应根据不同的打磨部位选择不同形状和直径的磨头，以提高工作效率和质量。

4. 磨头的同芯度　如果砂轮的同芯度较差，在进行打磨时砂轮会发生振弹，产生所谓的"沟痕"。如果夹紧具的同芯度不良，则会引起偏心和振动。工具轴的同芯度不良也会引起上述问题。工具应尽可能深地插入夹紧钳中，以便使工具的径向振动尽量小。操作者的双手必须支持于稳定的桌面上，以便尽量实现无振动的工作。

5. 磨削速度　磨削能力还取决于磨粒在工作表面中的切削速度。但是这并不意味着切削速度越快越好，可参照铣削的工作参数。另外还应根据磨削头的尺寸来确定转速范围，以便使磨头发挥最佳功效。建议磨削速度不超过 20000r/min。特别是使用磨削头较大的打磨工具时，转速过高会不可控制地引起工具轴打弯，进而引起磨头伤手或伤人事故。

6. 磨削压力　粗磨的工作压力应大于细磨，细磨的工作压力应大于抛光。

7. 磨头给进量　给进量大，表面易磨出沟痕。

8. 磨头的运动方式 打磨应沿一个方向进行。

四、磨削工具的适应情况

各种磨削工具对不同打磨材料的适应情况见表9-2、表9-3。

表9-2 各种磨削工具对不同材料的适应情况

磨削工具	电镀黏合金刚石	烧结黏合金刚石	碳化硅陶瓷黏合	碳化硅塑料黏合	碳化硅弹性黏合	电镀黏合红色金刚玉	陶瓷黏合刚玉	塑料黏合白色刚玉
石膏	+					+		
托盘用塑料	+					+	+	
贵金属合金	+	++	+	+	++			++
非贵金属合金	+	++		+	++		++	++
塑料饰面	+		+	+	+			
陶瓷	++	+	++	++	++			
模铸合金	+	++			++		++	++
义齿塑料	+				+		++	+

注：++为很合适，+为合适。

表9-3 陶瓷黏合式磨头

磨头颜色	磨料	黏合剂	硬度	应用
绿色	碳化硅	陶瓷	软或硬	进行精细或中细打磨：陶瓷贵金属合金
褐色		陶瓷	软	模铸合金
粉红色		陶瓷	中等	模铸合金
白色		陶瓷	硬	模铸合金
紫色		陶瓷	很软	塑料

第五节 抛 光

抛光是一种使工件具有光洁表面的加工方法。在此过程中，磨削工序中产生的不平之处会被抛平，但是极微细的纹路仍然存在，采用任何抛光法都不能形成绝对理想化的表面。

一、抛光的目的

1. 抛光过的义齿表面具有更好的美学效果。

2. 食物残渣不容易黏附于抛光过的表面，细菌也不容易在抛光过的表面形成菌斑，因此不会产生口臭和异味。此外，沉积物也较容易清除，良好抛光过的义齿很容易清洗干净。

3. 粗糙的或未抛光过的义齿件容易形成积垢，积垢是细菌繁殖的理想场所。细菌的代谢产物会刺激口腔黏膜，从而导致黏膜的大面积发炎。另外，舌头是高敏感的触觉器官，它会不停地接触粗糙的义齿件，从而导致不同程度的发炎。

4. 抛光过的表面不容易出现锈蚀，因为它的总表面积远小于粗糙义齿件的总表面积。

5. 经过抛光，工件的表面非常致密，其力学性能会得到改善。

二、抛光工序

当采用粒度越来越小的磨削剂对工件表面进行多次磨削，使得工件表面几乎看不出磨纹后，即可开始机械抛光，目的是使工件表面变得致密、平整和光滑，直到高光亮状态。

抛光工序可分为几个阶段：

1. 预抛光　首先对用磨头或铣头加工过的粗糙表面进行预抛光。对于塑料可用橡胶抛光头对其表面进行平整和致密化的预抛光。贵金属嵌体可用特种抛光头使其表面达到光洁状态。模铸义齿在切除铸道，并用磨石或铣头把支架打磨至最终形状之后，然后用"刚玉－玻璃珠混合物"对支架进行15分钟的自动化喷砂处理，之后再在电解槽中进行5~10分钟的电解抛光，最后用橡胶轮和橡皮棒进行金属表面的预抛光。

2. 初抛光　对于塑料，用橡胶头进行了预抛光的工件，还需在装有布轮或抛光刷的抛光机上用浆状抛光剂进行初抛光，使其光滑和致密，即使在显微镜下也看不到沟痕。一般在初抛光过程中需不断反复地用浆状抛光剂研磨工件表面。

3. 光洁抛光　进行光洁抛光时需采用羊毛轮、毡轮或毛刷轮，加上光洁抛光剂，对工件表面进行抛光。光洁抛光过程不是一个磨削过程，而是把细微的沟痕填平的过程。在抛光过程中应特别注意：不能仅沿一个方向进行抛光，应不断地改变方向。这样磨纹不会继续深化，而是被扫平。

三、抛光剂

抛光剂可分为矿物性抛光剂、金属氧化物抛光剂和特殊抛光剂三种。

（一）矿物性抛光剂

此种抛光剂都需加水拌成浆状使用。

1. 浮石粉　来源于火山岩的一种含硅量高的材料，为颗粒硬度较低的细磨料，多用于义齿塑料的表面初步抛光。

2. 硅藻土　由硅藻类水生植物的硅质细胞壁沉积而成的天然物质，是一种中等硬度的抛光剂。

3. 天然白垩　是白色土状或硬块状石灰石（$CaCO_3$），由浅海微生物死亡后沉积形成，也可用作浆状抛光剂。

（二）金属氧化物抛光剂

该类抛光剂主要用于金属工件表面的光洁抛光，也可用于塑料或玻璃的表面光洁抛光。

1. 氧化铬（Cr_2O_3）　也称为抛光绿，是一种无定型绿色粉末，多用于抛光钴铬合金。

2. 氧化铁（Fe_2O_3）　也称为抛光红。一般是将红色的 Fe_2O_3 粉末与硬脂酸混合做成抛光膏使用，是一种很有名的金合金抛光剂。

3. 氧化镁（MgO）　用于抛光模铸合金和白色贵金属合金。

4. 氧化锡（SnO_2）　将氧化锡与水、甘油等调成糊状，用于口腔内抛光牙体组织或金属修复体。

（三）特种抛光剂

为了取得更好的抛光效果，一些企业研制了粉剂、液剂或采用牙膏式包装。其适用范围都标在包装袋上。比如有的适用于不同硬度的义齿合金，有的适用于塑料，有的适用于陶瓷。

四、抛光工具

常用的抛光工具有：抛光轮、毡轮、毛刷轮和橡胶磨杯。

1. 抛光轮　用布或皮革制成的圆盘，多用于修复体的研磨。

2. 毡轮　用毛毡制成的磨轮。硬度大于布制抛光轮或皮革制抛光轮。

3. 毛刷轮　用猪鬃或马鬃制成，有各种尺寸和软硬之分。用于塑料义齿表面和人工牙邻间隙的抛光。

4. 橡胶磨杯　用软橡胶制成，主要用于口腔内研磨修复体和牙体硬组织。

自我检测

1. 切削、研磨、抛光三者有何区别？
2. 铣头的铣削能力与哪些因素有关？
3. 具有右螺旋式铣刃的刀具为什么应采用反转铣削？
4. 喷砂有什么作用？喷砂效果受哪些因素影响？
5. 磨削工具的磨削效率与哪些因素有关？
6. 抛光有什么作用？抛光工序可分为哪几个阶段？

第十章 辅助材料

■ **本章导学**

　　由于口腔工艺技术种类繁多，操作复杂，除了上述材料，还要用到一些辅助材料，如各种气体、酸、分离剂、表面张力去除剂、硬化剂等。

第一节 消毒材料

一、戊二醛

　　戊二醛常用于印模材料灌注前的浸泡消毒。

　　具体操作方法为：将印模放于流水下冲净表面血液、唾液和食物残渣，再置于2%戊二醛溶液中浸泡10~15分钟，取出印模将消毒液冲洗干净，进行灌注。戊二醛浸泡消毒法主要用于硅橡胶和聚硫橡胶等橡胶类印模材料，用于藻酸盐、琼脂和聚醚等印模材料时可有0.1%左右的体积变化。

二、次氯酸钠

　　次氯酸钠在印模材料灌注前的消毒中，喷雾消毒法和浸泡消毒法均可使用，较常用的是喷雾消毒法。

　　喷雾法的具体操作方法为：流水下将印模内的血液、唾液和食物残渣去净，以10%次氯酸钠均匀喷洒于印模表面，静置1~2分钟，然后用水把消毒剂冲洗干净；重复喷洒消毒剂之后，再用喷有消毒剂的纸巾包裹静置10分钟，之后用水冲干净，再灌制模型。

　　浸泡法的具体操作方法同戊二醛，10%次氯酸钠浸泡印模材料，10分钟可达到良好的消毒效果。

三、其他消毒材料

　　其他消毒材料还有10%甲醛、0.1%溴苄胺、1:213碘伏溶液、1%84消毒液，这些均可用于印模材料的消毒。

第二节　清洁材料

一、应用

清洁材料主要是各种酸类，其作用是清除铸件表面的氧化层。技工室常用的清洁材料有以下几种：

1. 硫酸　应用浓度10%，用于清除铸件或焊接件上的氧化层。

2. 氢氟酸　应用浓度40%，用于使陶瓷层与金属支架分开，使基底冠的内表面粗糙。还可用于清洗钴铬钼铸件的铸道，以便该料得以回收再利用。

3. 磺酸（酸洗剂）　粉末状，用时溶于水中，用于清除铸件或焊接件上的氧化层。

4. 盐酸　37%的盐酸溶液，用于银合金铸造修复体。

5. 硝酸、盐酸、氢氟酸及硫酸配制溶液　用于清除贵金属及非贵金属铸件表面的氧化物。

二、安全保护

酸是一种危险的化学品。其中，氢氟酸比硫酸危险得多。氢氟酸是牙科技工室中最危险的酸。因此技工室工作人员要做好个人防护。

1. 所有的酸都应保存在通风的储藏柜中，很危险的酸必须装于封口瓶中。

2. 对酸进行稀释时，必须戴护目镜，穿橡皮裙，戴橡皮手套，事先应在手上涂护肤脂。

三、使用注意

1. 对酸进行稀释时，只能把酸慢慢地倒入水中，绝不可把水倒入酸中。对于硫酸来说，这样做会引起爆炸式反应。

2. 对酸洗剂进行加热时，只可使其温热，不可使其沸腾。

3. 不许用硫酸对钯基合金进行酸洗。

4. 将工件从酸中取出时，不许使用非贵金属制的工具（例如普通的镊子）。

5. 只许使用规定浓度的酸。

6. 不许把不同的酸混合在一起。

7. 不许把烧红的工件投入酸液中（淬火）。

8. 不许把氢氟酸倒入玻璃或陶瓷制的容器中。

第三节　制作过程辅助材料

一、气体

（一）压缩空气

在牙科技工室，压缩空气是由压缩空气罐经固定式管网输送到工作台或其他使用地点的。

1. 使用场合

（1）用喷气枪进行喷射处理。

（2）利用压缩空气驱动一些工具，例如涡轮钻、气动铣磨工具。

（3）利用压缩空气驱动的设备，例如型盒压榨机和拆包埋机等。

（4）利用压缩空气对工件进行喷砂处理。

2. 故障的避免　必须对压缩空气机进行定期的维护，及时排放积于压力罐中的冷凝水。在生产压缩空气时会产生热量，故空气压缩机必须通风良好，以免机器过热而发生故障。环境温度过低也存在空气压缩机被冻坏的危险，故应注意温度的调节。

（二）氧气

氧气是无毒、无色、无味的气体，本身不能燃烧，但是可以助燃。氧气可以装于高压气瓶中，压力为 150~200bar；或者以常压液氧形式供货。

牙科技工室采用明火焊接时，多在可燃气中混入氧气，以达到比用压缩空气助燃时高得多的温度。

用完之后，必须把高压氧气瓶阀门关死，以防漏气。

（三）液化气、煤气、天然气

液化气、煤气、天然气都是可燃气体。

液化气是丙烷、丁烷、丙烯、丁烯等的混合物，装在气瓶或气罐中供货。液化气的热值高于天然气，而且在充分燃烧后不产生一氧化碳，可用于本生灯、焊接用燃烧器、熔金用燃烧器以及预热炉和加热炉。

煤气和天然气采用管道系统供货，在技工室可用于供暖、烧开水、本生灯、焊接用燃烧器、熔金用燃烧器以及预热炉和加热炉。

天然气本身是无毒的，但泄漏后与空气混合会形成爆炸性气体。所有可燃性气体在空气中达到一定比例时，遇到明火都会引起燃烧，甚至爆炸，因此离开工作室之前必须把断流阀门关死，防止漏气。

（四）乙炔

乙炔是一种无毒无色的可燃气体，在纯净状态无味。工业用乙炔由于含有少量的硫化氢或磷化氢，会有一种不易描述的气味。乙炔具有高热值和很快的燃烧速度，火焰温度可高达 3200℃。

乙炔装于压力钢瓶中供货，主要用于熔化具有高溶解区间的合金。乙炔气瓶的充填压力为 18bar，当压力降为额定值的 1/10 时（即 1.8bar）必须及时向气瓶充气，否则丙酮会与乙炔一起从气瓶中流出，丙酮进入液态就会在冷凝的金属中形成气孔。

（五）氩气

氩气是一种白色、无味的惰性气体，用于熔化某些合金时起保护作用，特别是在熔化非贵金属合金时要用到它。氩气可防止空气（特别是氧气）接触合金熔液。

氩气在钛的铸造中也起到类似作用，钛对氧具有非常高的亲和力。因此，用激光束焊接钛制零件时，必须利用氩气使焊缝及其邻接部位与氧气隔绝。

氩气的供货形式分三个质量等级：纯度为 99.996% 的纯氩、纯度为 99.998% 的特纯氩和纯度为 99.999% 的超纯氩。在义齿技术中使用的是 99.996% 的纯氩。供货形式为气瓶，填充压力为 200bar。

二、分离剂

（一）隔离剂

隔离剂是指能防止两种相互接触的物体发生粘连，并使它们容易被分开的物质。在技工室中，隔离剂是一种经常使用的辅助材料，如石膏与石膏、石膏与塑料、石膏与蜡等之间就必须使用隔离剂。

1. 对隔离剂的要求

（1）隔离剂不应与被隔离材料发生化学反应。

（2）隔离剂不得使被隔离材料的物理性质发生改变。

（3）必要时，隔离剂层应是不透水或蒸汽的。

（4）涂上去的隔离剂的层厚应是可测量的。

（5）必要时，隔离剂应是耐热的。

（6）隔离剂应具有良好的贴合性，能形成光滑的表面。

（7）隔离剂的涂抹应简单易行。

2. 种类

（1）**藻酸盐分离剂**　藻酸盐分离剂是含有 2%~5% 藻酸钠的水溶液，常用于石膏与塑料的分离。其原理为藻酸钠可以与石膏中的钙离子反应，生成不溶于水和塑料单体的藻酸钙薄膜，从而起到分离石膏和塑料的作用。

用毛笔蘸适量分离剂均匀涂布于石膏表面，使其形成一层藻酸钙薄膜。建议在温热的型盒或模型上涂布分离剂。

涂布时应注意：

①按顺序在石膏表面均匀涂布一层分离剂即可，不要反复来回涂，否则易将已形成的藻酸钙薄膜破坏，而且已形成藻酸钙薄膜处的石膏表面的钙离子已消耗，重新涂布藻酸盐分离剂难于形成高质量的藻酸钙薄膜。

②涂布时应彻底，不能遗漏，防止石膏与塑料粘连。

③分离剂不能涂在钢丝、支架及人工牙上，以免与塑料连接不良。

④应把涂好分离剂的型盒或模型直立放置，以利于多余的分离剂流掉。

⑤分离剂涂布完后不可存放，应立刻进入下一道工序，否则分离剂会吸收水蒸气，造成塑料的混浊。

⑥绝不可以用毛笔从大的容器中蘸取分离剂，从石膏表面流下的多余的分离剂也不

允许回收再利用。

（2）**肥皂水**　肥皂水是把肥皂溶于水中，制成 15% 左右的水溶液。肥皂主要为钾皂，制成的水溶液为负离子表面活性剂，可与石膏表面的钙离子反应生成不溶性金属皂类物质，肥皂中的亲油性原子基团在其表面形成一层疏水分子膜，从而起到分离亲水材料的作用。

肥皂水用于石膏与石膏的分离，但不能用于石膏与塑料的分离，因为分离膜可溶于塑料单体。操作方法与藻酸盐分离剂相似。

（3）**液状石蜡或甘油**　液状石蜡或甘油用于蜡与石膏的分离。把该分离剂涂布于石膏表面后，分离剂中的亲水基团排列在表面，对疏水的蜡起到分离作用。

（4）**凡士林**　凡士林用于石膏与石膏的分离，还可用于石膏与金属容器的分离。例如涂在金属型盒的内壁。

（5）**硅酸钠**　又称水玻璃，与石膏表面的 Ca^{2+} 反应，形成硅酸钙薄膜，在石膏与石膏之间发挥分离作用。一般使用 30% 的水溶液，浓度过高，会使石膏表面变粗糙。

（6）**聚乙烯醇**　虽然形成的膜耐水性欠佳，但具有透明无色、强度好、韧性和化学稳定性高等特点，所以聚乙烯醇水溶液可作为加压常温固化树脂的分离剂使用。

（二）表面张力去除剂

表面张力去除剂又称浸润剂，大部分是由洗涤剂和酒精配制而成，可降低蜡型、制模塑料的表面张力，使液体（例如包埋材料）均匀地分布于蜡型或塑料的表面而不形成珠状。

1. 浸润剂应具备以下良好性能

（1）可在物体表面均匀地涂成一薄层。

（2）不会溶解被涂布的物体，如蜡型。

（3）能迅速干燥。

（4）不影响包埋材料的凝固过程。

2. 使用浸润剂时应注意

（1）多余的浸润剂必须小心地甩掉或用压缩空气吹掉。

（2）避免采用喷罐来喷涂浸润剂，因为这会使蜡型表面迅速冷却，可能导致变形。

（3）某些品牌的包埋材料已添加了浸润剂，此时，不可在蜡型表面再涂浸润剂。使用前需仔细阅读说明书。

（三）漆和模型硬化剂

漆和模型硬化剂的作用：

1. 使模型表面硬化：在对模型进行操作时，模型表面不易被损伤。

2. 使模型表面光滑。

3. 可卸代型表面涂布漆，还可在代型和冠的内壁间形成适当厚度的间隙，以便容纳粘冠时的水门汀。在代型上涂布漆时应注意，代型颈部不许涂，以免影响修复体颈部的密合度。

三、咬合调整材料

1. 咬合纸　由红色或蓝色的复写材料制成，分厚型和薄型，强度高，主要用于天然牙以及义齿咬合关系的检查。

2. 咬合板　一般由蜡或软质塑料制成，有厚薄不同的规格，具有一定的强度和柔软性，其外形与牙弓形态类似，主要用于检查、记录义齿咬合面形态和咬合关系。

自我检测

1. 技工室常用气体有哪些？分别起什么作用？

2. 使用酸时有哪些注意事项？

3. 分离石膏与石膏，应用_____、_____；分离石膏与塑料，应用_____、_____；分离蜡与石膏，应用_____、_____。

4. 表面张力去除剂的作用是什么？

5. 漆的作用是什么？

实训篇

实训一 参观技工室

【目的和要求】

1. 了解义齿制作流程。
2. 初步了解义齿材料和流程材料。

【实训内容】

1. 观察、记录义齿加工流程。
2. 记录所看到的材料名称。
3. 了解材料在义齿制作流程中所处的位置。
4. 了解材料的作用。

【实训学时】

2 学时。

【注意事项】

1. 严格听从工作人员的安排，注意安全。
2. 认真听取老师的讲解，及时记录。

【实训报告与评定】

1. 书写义齿加工流程。
2. 记录所有观察到的材料名称。
3. 把材料对应于义齿制作流程中所处的位置。

实训二 加热固化型塑料的应用

【目的和要求】

1. 掌握加热固化型塑料的调和方法。
2. 观察加热固化型塑料调和后各期的变化情况。
3. 掌握临床充填型盒的最佳时期。
4. 观察热凝塑料粉液比例与气泡的关系。

【实训内容】

1. 调和加热固化型塑料。
2. 观察加热固化型塑料调和后各期的特点；观察临床充填型盒的最佳时期。
3. 分别增加粉液比、减小粉液比，观察气泡的多少。

【实训学时】

2 学时。

【实训用品】

1. 实训器械 调刀、调杯、玻璃板、计时器。
2. 实训材料 热凝牙托粉、热凝牙托水。

【方法和步骤】

1. 介绍加热固化型塑料是由粉剂和液剂调和后聚合形成，其颜色是根据牙龈和牙的颜色来选择的。

（1）**粉剂** 热凝牙托粉的主要成分是甲基丙烯酸甲酯的均聚粉或共聚粉，为颗粒极细的粉末。分三种颜色，1 号色最浅，2 号色中等，3 号色最深。仿真血管型牙托粉中可以观察到细血管状的纤维。

（2）**液剂** 热凝牙托水的主要成分是甲基丙烯酸甲酯单体，常温下无色、透明、易挥发、易燃，具有特殊气味的液体，易溶于有机溶剂，微溶于水。

2. 调和牙托粉和牙托水。按 2:1（重量比）或 3:1（体积比）的比例取适量牙托粉和牙托水，将牙托水置于清洁的调和杯中，再将牙托粉放入其中，直至牙托粉刚刚被牙托水完全浸湿，然后用不锈钢调刀调和均匀，玻璃板封严调杯。

3. 观察调和反应各期的变化。材料调和时，牙托水逐渐渗入牙托粉内，牙托粉逐渐被牙托水所溶解，整个变化过程可分为六个时期。

（1）**湿砂期** 水少粉多，调和时阻力小，无黏性，触之有湿砂感。

（2）**稀糊期** 水少粉多，外观似糨糊状，调和时无阻力。

（3）粘丝期 有黏性，易于起丝，易粘器械。该期不宜再调拌，要密盖以防牙托水挥发。

（4）面团期 材料无黏性，手感呈面团样，可随意塑成任何形状。该期为充填的最佳时期。观察到达面团期的大约时间和面团期持续的大约时间。

（5）橡胶期 调和物逐渐变硬，富有弹性，呈橡胶状，已不能随意塑形。

（6）坚硬期 牙托水进一步挥发，形成坚硬脆性体。

4. 分别按 3∶1 和 1∶1（重量比）的比例取适量牙托粉和牙托水，将牙托水置于清洁的调和杯中，再将牙托粉放入其中，直至牙托粉被牙托水完全浸湿，然后用不锈钢调刀调和均匀，玻璃板封严调杯。观察塑料坚硬期气泡的多少，与正常调和比例比较。想一想，为什么？

【注意事项】

1. 牙托粉和牙托水调和均匀后，及时用玻璃板封严调杯，否则单体挥发，可造成粉液比例失调，影响最终塑料的性能。

2. 调和反应变化是一连续物理变化过程，以上六期只是为了便于掌握，人为划分的，并无严格界限。各期的到达时间和持续时间也会受到调和比例、室温等因素的影响。面团期是充填型盒的最佳时期，一般调和后 20 分钟左右就可以到达面团期，整个面团期历时约 5 分钟。临床操作必须掌握好这个时间，以便能从容地完成充填型盒的操作。

【实训报告与评定】

1. 粉液调和比例及调和方法。
2. 加热固化型塑料调和后各期的变化。
3. 加热固化型塑料各期到达的时间和维持时间。
4. 粉液比与气泡的关系。

实训三　藻酸盐印模材料的应用

【目的要求】

1. 掌握藻酸盐印模材料的调和比例和调拌方法。
2. 掌握藻酸盐印模材料的凝固原理和在凝固过程中的变化。
3. 熟悉用藻酸盐印模材料制取印模的全过程，并注意观察印模材料的流动性。
4. 了解印模材料的流动性与印模精确度和细节再现性之间的关系。

【实训内容】

1. 藻酸钾弹性印模材料的调拌方法。

2. 教师示教托盘的选择，材料的调和，印模的制取方法。

3. 同学相互制取印模。

【实训分组】

每两位同学一组。

【实训学时】

4 学时。

【实训用品】

1. 实训器械 口腔检查器械、托盘、橡皮碗、石膏调刀、天平和量筒。

2. 实训材料 藻酸钾印模粉、自来水。

【实训方法和步骤】

1. 藻酸钾弹性印模材料的调拌方法 用天平和量筒取藻酸钾印模粉 15g 和水 30mL 备用，或按说明书中的比例取适量。先把粉放入干净橡皮碗，再加入水，调和 30~45 秒后，观察印模材料的凝固时间及凝固反应中流动性、强度和颜色等方面的动态变化，并记录结果。

2. 示教

（1）取模前的准备

①托盘选择：选择一副大小合适的托盘，形状与牙弓相协调，托盘应与牙弓内、外侧留有 3~4mm 的间隙，同时托盘不能妨碍口腔软组织的功能活动。

②调整椅位：使"患者"直坐在牙科椅上，操作者站立在牙科椅的右侧。取上颌印模时，头稍前倾，使上颌的𬌗平面与地面平行；取下颌印模时，头稍后仰，使下颌的𬌗平面与地面平行。

（2）取上颌印模 取适量的藻酸钾印模粉和水于橡皮碗内，在 30~45 秒内调拌均匀后，置于上颌托盘内取模。取上颌印模时，操作者位于"患者"右后方，用左手指或口镜拉开左侧口角，托盘从左侧口角旋转进入口腔，然后使托盘与上颌牙列对正，轻压使其就位，并做肌功能修整。

（3）取下颌印模 调拌藻酸钾印模材料，置于下颌托盘内。操作者位于"患者"右前方，用左手指或口镜拉开右侧口角，托盘从右侧口角旋转进入口腔，然后使托盘与下颌牙列对正，轻压使其就位。做肌功能修整时，应嘱"患者"向上卷舌并微伸舌尖向前上方，左右摆动，且勿过度抬高舌尖，以保证舌侧口底肌呈生理功能状态，印模边缘准确。

3. 学生分组操作 两人一组，按示教制取印模的方法和步骤，用藻酸钾印模材料彼此相互取模，并记录印模调和时间、印模放入口腔后变成凝胶的时间。也可将取好的印模放置到下课后，观察其失水变化。

【注意事项】

1. 藻酸盐印模材料的粉水比例应严格按照材料使用说明。
2. 材料调拌要快而均匀，调拌时间要适当。
3. 取模过程中应保持托盘位置稳定至印模材料凝固，否则印模易变形。
4. 取模时应避免气泡的产生，以保证印模的完整无缺。可在上颌结节的颊侧、腭穹窿等处先放少许印模材料，再将盛满材料的托盘放入。
5. 印模自口内取出时，一般先取后部，再沿前牙长轴方向取下印模。
6. 印模取出时，不得与托盘分离。
7. 取下印模时，应对照口腔情况进行检查，印模应完整、清晰，边缘伸展适度。

【实训报告与评定】

1. 记录藻酸盐印模材料凝固时间。
2. 分析藻酸盐印模材料调和比例对印模质量的影响。

实训四　普通石膏的应用

【目的和要求】

1. 观察普通石膏在凝固过程中的一些物理、化学变化。
2. 分析普通石膏凝固过程中物理、化学变化与性能的关系。
3. 学会普通石膏的临床应用和操作方法。
4. 观察比较不同调和比例对普通石膏凝固时间的影响。

【实训内容与学时】

1. 普通石膏的调和及固化实训，2 学时。
2. 不同调和比例对普通石膏凝固时间的影响，2 学时。

【实训用品】

1. **实训器械**　橡皮碗、石膏调拌刀、天平、温度计、量筒、锡箔纸、计时器等。
2. **实训材料**　普通石膏、自来水。

【方法与步骤】

1. 普通石膏的调和固化实验

（1）调和普通石膏　一般情况下普通石膏的粉水比例为 2:1，即粉:水 = 100g:40 ~ 50mL。用量筒取 45mL 自来水，倒入洁净橡皮碗内，并测量、记录水温。然后用天平称取 100g 石膏粉放入碗中，用石膏调拌刀常规匀速调拌（60r/min），调拌时间约 1 分钟。

（2）观察调和后普通石膏的变化

1）观察固化形态：①观察流动性：流动性一般表现为流动性好→流动性减小→流动性消失；②观察凝固状态：其一般表现为流态→有压痕凝固态→无压痕凝固态。

2）测定固化时间：①测量并记录初凝时间，即从调拌结束至流动性消失，呈现有压痕固态的时间；②测量并记录终凝时间，即无压痕固态出现的时间。

3）测定固化热：将温度计包一层铝箔，插入调拌好的石膏内，开始每分钟记录一次温度，温度上升明显时，每30秒记录1次，测定最高放热温度和其出现的时间。

注意：观察固化形态、测定固化时间和固化热三项内容应同步进行。

2. 不同调和比例对普通石膏凝固时间的影响　根据实验要求，可将普通石膏与水的调和比例按下表要求分成三组进行观察比较，并按前述时间测定方法，测定、记录、分析不同调和比例对普通石膏凝固时间的影响。每组实验重复三次，取平均值作为实验结果。

测定不同调和比例对普通石膏凝固时间的影响

组号	粉水比例	调和时间（秒）	调和速度
1	100g∶30mL	60	常速
2	100g∶50mL	60	常速
3	100g∶70mL	60	常速

【注意事项】

1. 为确保实验的准确性，要求三组实验所用水温要一致，普通石膏粉为同一批号的材料，调拌工具要清洁。

2. 注意保护温度计，避免温度计与材料直接接触或折断。

【实训报告与评估】

1. 描述普通石膏固化形态、固化时间和固化热的测定结果。

2. 列表比较不同粉水比例条件下普通石膏的凝固时间。

3. 分析不同调和比例对普通石膏性能的影响。

实训五　人造石的应用

【目的要求】

1. 熟悉普通石膏和人造石固化特征的不同之处，如固化形态、固化时间和固化热等。

2. 掌握人造石的操作方法。

【实训内容】

1. 人造石的调和方法和固化特征。
2. 普通石膏与人造石的性能比较。

【实训学时】

2 学时。

【实训用品】

1. **实训器械** 石膏搅拌刀、橡皮碗、天平、量筒、计时器（秒表或时钟）、温度计。
2. **实训材料** 铝箔纸、普通石膏、人造石、自来水等。

【方法步骤】

1. **普通石膏的调和** 按实训三的要求调拌普通石膏，并通过模具灌注石膏条。
2. **人造石的调和及固化实验** 取 100g 人造石与 30mL 水调和，通过模具制成人造石石膏条，观察人造石与水调和后的变化。

固化形态的观测：同实训三。

固化时间的测定：用时钟或秒表记录流动性消失、有压痕凝固态出现的时间（初凝时间）；流动性消失、无压痕固态出现的时间（终凝时间），记录测定结果。

固化热的测定：同实训三。

根据测定结果，对人造石和普通石膏的性能进行比较，观察普通石膏和人造石的表面强度和硬度，以及表面光滑程度和孔隙率。

【注意事项】

1. 为使结果准确，要求自来水温度一致，搅拌工具要求清洁。
2. 为了节约时间，可以将实训内容穿插进行。
3. 要注意保护温度计，避免温度计与材料直接接触或折断。若条件许可，对固化放热的测定可使用精确度适当的热电偶和 X－T 记录仪较好。
4. 为了提高趣味性，可选用趣味模具。

【实训报告与评定】

1. 人造石的操作方法。
2. 列表比较普通石膏和人造石的凝固时间、固化热。
3. 比较普通石膏和人造石物理性能不同之处。

实训六　观察蜡的遇热回复现象

【目的和要求】

1. 观察蜡在遇热后的变形和应力释放现象。
2. 了解各种蜡的加工方法。

【实训内容】

1. 观察蜡的遇热回复现象，掌握如何避免蜡的变形带来不利影响。
2. 示教各种蜡的加工方法。

【实训学时】

2 学时。

【实训用品】

1. 实训器材　温度计、加热器、冰箱、酒精灯、电蜡刀、浴蜡缸、蜡型研磨仪（自选）、无牙颌模型、固定义齿模型。

2. 实训材料　嵌体蜡条、红蜡片、自来水。

【方法与步骤】

1. 观察蜡的遇热回复现象

（1）预先选取一段 10cm 长、直径 2.5mm 或 3mm 的嵌体蜡条置于 37℃ ~ 39℃ 温水中软化，然后弯制成闭合的马蹄形，放入冰箱冷却定型。

（2）从冰箱中取出定型好的马蹄形嵌体蜡，检查马蹄形蜡条闭合情况，然后置于 37℃ ~ 39℃ 的恒温水中 10 分钟。

（3）将嵌体蜡条取出，用直尺测量开口变形的距离，并记录。

2. 示教

（1）液态加工法　分别展示滴蜡法、涂抹法、浴蜡法制作基底冠蜡型。

（2）塑性加工法　将红蜡片在酒精灯上烤软后，在无牙颌模型上制作蜡基托。

（3）切削加工法　用研磨仪加工附着体蜡型（自选）。

【注意事项】

要求选用的蜡条为同一批次，直径与长度一致，实验条件一致。蜡的遇热回复倾向，在室温条件下放置时间长些时也会出现。此现象是蜡在加工时遇热产生应力，冷却时蜡产生收缩，内部也形成应力，当蜡再次遇热时，内部的应力缓慢释放，蜡随之变形。

【实训报告与评定】

1. 各类蜡的加工方法。
2. 蜡的遇热回复现象。
3. 加工蜡时如何避免蜡的遇热回复现象。

附录

材料学基础教学大纲

（供口腔修复工艺技术专业用）

一、课程性质与任务

材料学基础是中等卫生职业教育口腔修复工艺技术专业的一门基础课。本课程的内容主要有义齿材料和义齿制作流程材料等。本课程的任务是使学生获得口腔工艺技术中所使用的材料的组成、性能、使用方法、使用注意事项以及在使用过程中的个人防护等相关知识；培养学生按照材料特性正确使用材料和安全生产的能力；培养学生的动手操作能力，提高综合素质，为学生学习专业知识和技能打下良好基础。

二、课程目标

1. 了解材料学基础的研究对象及其与口腔修复工艺技术的关系。
2. 熟悉基本概念和基本理论，掌握材料学知识在口腔修复工艺技术中的应用。
3. 学会常用材料的基本操作方法。
4. 培养学生按照材料特性正确使用材料和安全生产的能力；培养学生的动手操作能力。
5. 培养严肃认真、实事求是的科学态度和严谨、踏实的工作作风。

三、教学内容与要求

理论模块

单元	教学内容	教学要求		
		了解	熟悉	掌握
基础篇 绪论	一、口腔材料学发展简史 二、口腔修复工艺用材料的分类 三、质量标准及其重要性	了解 了解		 掌握
第一章 材料的性能	第一节　物理性能 第二节　力学性能 第三节　化学性能 第四节　生物学性能			掌握

续表

单元	教学内容	教学要求		
		了解	熟悉	掌握
义齿材料篇 第二章 金属	第一节　概述			
	一、金属的特性	了解		
	二、金属的结构	了解		
	三、金属的熔融与凝固			掌握
	四、金属的成形法			掌握
	五、金属的腐蚀与防腐蚀	了解		
	六、常用的纯金属元素		熟悉	
	第二节　合金			
	一、合金的结构与性质		熟悉	
	二、合金的分类与应用		熟悉	
	第三节　贵金属合金			
	一、铸造用合金			掌握
	二、烤瓷用合金（略）			
	三、锻造用合金	了解		
	四、钎焊用合金	了解		
	第四节　非贵金属合金			
	一、铸造用合金			掌握
	二、烤瓷用合金			掌握
	三、锻造用合金		熟悉	
	四、其他成形用合金	了解		
第三章 陶瓷	第一节　概述			
	一、概念与发展史	了解		
	二、陶瓷的显微结构		熟悉	
	三、陶瓷的一般性能	了解		
	四、牙科陶瓷的分类		熟悉	
	第二节　金属－烤瓷材料			
	一、组成与性能		熟悉	
	二、烤瓷与合金的结合			掌握
	第三节　全瓷材料			
	一、全瓷材料的增强机制	了解		
	二、常用全瓷材料		熟悉	
	三、全瓷加工技术	了解		
	四、全瓷修复体的强度（瓷－瓷结合）	了解		
	第四节　陶瓷牙			
	一、种类	了解		
	二、性能		熟悉	
	三、临床应用			掌握

续表

单元	教学内容	教学要求		
		了解	熟悉	掌握
第四章 塑料	第一节　义齿基托材料			
	理想的基托材料应具备的性能		熟悉	
	一、加热固化型基托塑料			
	（一）组成		熟悉	
	（二）聚合原理	了解		
	（三）热处理方法及技工室应用			掌握
	（四）性能			掌握
	（五）使用注意事项			掌握
	二、室温固化型基托塑料			
	（一）组成		熟悉	
	（二）聚合原理		熟悉	
	（三）应用			掌握
	（四）性能			掌握
	三、光固化型基托塑料	了解		
	四、其他类型基托材料	了解		
	第二节　饰面塑料			
	一、组成	了解		
	二、性能		熟悉	
	三、金属与塑料的结合机制		熟悉	
	第三节　塑料牙			
	一、成品塑料牙		熟悉	
	二、造牙材料		熟悉	
	第四节　义齿软衬材料			
	一、性能	了解		
	二、口腔内固化的软衬材料	了解		掌握
	三、技工室加工型软衬材料	了解		掌握
流程材料篇 第五章 印模材料	第一节　概述			
	一、性能		熟悉	
	二、分类			掌握
	第二节　藻酸盐印模材料			
	一、组成		熟悉	
	二、凝固原理	了解		
	三、性能			掌握
	四、应用			掌握
	第三节　琼脂印模材料			
	一、组成		熟悉	
	二、性能			掌握
	三、应用			掌握

续表

单元	教学内容	教学要求		
		了解	熟悉	掌握
	第四节 合成橡胶类印模材料			
	一、硅橡胶印模材料			掌握
	二、聚醚橡胶印模材料		熟悉	
	三、聚硫橡胶印模材料	了解		
第六章 模型材料	第一节 概述 理想的模型材料应该具备的性能		熟悉	
	第二节 石膏			
	一、原料来源	了解		
	二、熟石膏的分类			掌握
	三、生产与凝固原理			掌握
	四、石膏的性能			掌握
	五、使用与注意事项			掌握
	第三节 其他模型材料			
	一、模型塑料	了解		
	二、耐高温模型材料	了解		
第七章 蜡	第一节 蜡的来源和性能			
	一、蜡的来源	了解		
	二、蜡的性能			掌握
	第二节 技工室常用蜡			
	一、基托蜡			
	（一）组成	了解		
	（二）性能			掌握
	（三）使用方法			掌握
	二、铸造蜡			
	（一）组成	了解		
	（二）性能			掌握
	（三）应用			掌握
	三、粘接蜡	了解		
	四、特种蜡	了解		
	第三节 蜡的加工方法			
	一、液态加工法			掌握
	二、塑性加工法			掌握
	三、切削加工法			掌握
第八章 包埋材料	第一节 概述			
	一、性能与质量影响因素			掌握
	二、组成与分类		熟悉	
	第二节 包埋材料的膨胀控制			
	一、热膨胀			掌握
	二、凝固膨胀与吸水膨胀			掌握

续表

单元	教学内容	教学要求		
		了解	熟悉	掌握
第八章 包埋材料	三、膨胀控制的意义			掌握
	第三节　包埋材料的使用			
	一、石膏类包埋材料			
	（一）组成	了解		
	（二）性能及影响因素		熟悉	
	二、磷酸盐类包埋材料			
	（一）组成	了解		
	（二）性能及影响因素			掌握
	三、硅酸盐包埋材料			
	（一）组成	了解		
	（二）性能及操作注意事项		熟悉	
	四、铸钛用包埋材料	了解		
	五、铸造陶瓷用包埋材料	了解		
第九章 打磨、抛光材料	第一节　分割			
	一、手动锯割	了解		
	二、电动圆锯分割	了解		
	三、分割盘分割	了解		
	第二节　喷砂			
	一、喷砂机的工作原理	了解		
	二、喷射剂		熟悉	
	第三节　铣削			
	一、铣削的定义与目的		熟悉	
	二、铣削能力的影响因素			掌握
	第四节　磨削			
	一、磨削的定义与目的		熟悉	
	二、磨削工具	了解		
	三、磨削能力的影响因素		熟悉	
	四、磨削工具的适应情况	了解		
	第五节　抛光			
	一、抛光的目的		熟悉	
	二、抛光工序		熟悉	
	三、抛光剂	了解		
	四、抛光工具	了解		
第十章 辅助材料	第一节　消毒材料			
	一、戊二醛	了解		
	二、次氯酸钠	了解		
	三、其他消毒材料	了解		
	第二节　清洁材料			
	一、应用		熟悉	

单元	教学内容	教学要求		
		了解	熟悉	掌握
第十章 辅助材料	二、安全保护		熟悉	
	三、使用注意		熟悉	
	第三节　制作过程辅助材料			
	一、气体	了解		
	二、分离剂		熟悉	
	三、咬合调整材料		熟悉	

实践模块

实训名称	教学内容	教学要求		
		了解	学会	熟练
实训一：参观技工室	一、了解义齿制作流程	了解		
	二、初步了解义齿材料和流程材料	了解		
实训二：加热固化型塑料的应用	一、调和热凝塑料			熟练
	二、观察加热固化型塑料调和后各期的特点			熟练
	三、观察临床充填型盒的最佳时期		学会	
	四、观察热凝塑料粉液比例与气泡的关系		学会	
实训三：藻酸盐印模材料的应用	一、教师示教托盘的选择，材料的调和，印模的制取方法	了解		
	二、同学相互制取印模	了解		
实训四：普通石膏的应用	一、调和普通石膏			熟练
	二、观察普通石膏在凝固过程中的一些物理、化学变化		学会	
	三、分析普通石膏凝固过程中物理、化学变化与性能的关系		学会	
	四、观察比较不同调和比例对普通石膏凝固时间的影响			熟练
实训五：人造石的应用	一、人造石的调和方法和固化特征			熟练
	二、普通石膏与人造石的性能比较			熟练
实训六：观察蜡的遇热回复现象	一、观察蜡在遇热后的变形和应力释放现象，掌握如何避免蜡的变形带来不利影响		学会	
	二、示教各种蜡的加工方法	了解		

四、学时安排

章次	教学内容	学时数		
		理论	实践	合计
	绪论	2	2	4
1	材料的性能	4		4
2	金属	8		8
3	陶瓷	6		6
4	塑料	4	2	6
5	印模材料	4	4	8
6	模型材料	4	6	10
7	蜡	2	2	4
8	包埋材料	4		4
9	打磨、抛光材料	3		3
10	辅助材料	1		1
	机动	2	4	6
	合计	44	20	64

五、大纲说明

1. 本教学大纲仅供 3 年制口腔修复工艺技术专业教学使用，总学时 64 学时，其中理论教学 44 学时，实践教学 20 学时。

2. 本课程对理论部分教学要求分为掌握、熟悉、了解三个层次；对实践技能要求分为了解、学会、熟练三个层次。

3. 教学建议把口腔修复工艺专业用材料分为两大类：义齿材料和流程材料。义齿材料是指构成义齿部件的材料，主要包括金属、塑料和陶瓷三种，最终存留于患者口腔中，其重要性不言而喻。用这样的分类方法教学，学生很容易对材料学的内容有一个整体把握。流程材料是指义齿加工的传统工艺流程中所用的材料，它们只参与义齿制作过程，不作为义齿组成部分，如印模材料、模型材料、蜡、包埋材料等。

教师在教学中要把繁杂的流程材料穿插在传统口腔工艺流程中讲述，使数以百计的原本孤立的材料摆在具体的位置，材料的讲述更加流畅、趣味性更强，学生比较容易理解和记住各种材料的作用和性质。

主要参考文献

[1] Günther Rau，Reinhold Str．bel．牙科技工基础知识丛书——材料学第 1 卷：口腔修复用金属．第 18 版．德国：新水星出版社，1999.

[2] HansH．凯撒，Siegfried 恩斯特．牙科技工基础知识丛书．材料学．第 2 卷：牙科技术中的非金属．第 4 版．德国：新水星出版社，1998.

[3] Robert G．Graig，John M．Powers．牙科修复材料学．赵信义，易超，译．第 11 版．西安：世界图书出版公司，2006.

[4] 赵信义．口腔材料学．第 5 版．北京：人民卫生出版社，2012.

[5] 陈治清．口腔材料学．第 4 版．北京：人民卫生出版社，2009.

[6] 徐恒昌．口腔材料学．北京：北京大学医学出版社，2005.

[7] 中华人民共和国国家标准 GB/T3620.1 – 2006，钛及钛合金牌号和化学成分．

[8] 中华人民共和国医药行业标准 YY0620 – 2008，牙科学，铸造金合金．

[9] 中华人民共和国医药行业标准 YY0626 – 2008，贵金属含量，25% ~75% 的牙科铸造合金．

[10] 中华人民共和国医药行业标准 YY0621 – 2008，牙科金属烤瓷修复体系．

[11] 中华人民共和国医药行业标准 YY0716 – 2009，牙科陶瓷．

[12] 中华人民共和国医药行业标准 YY0270 – 2003，牙科学，义齿基托聚合物．

[13] 中华人民共和国医药行业标准 YY0300 – 2009，牙科学，修复用人工牙．

[14] 中华人民共和国医药行业标准 YY1027 – 2001，齿科藻酸盐印模材料．

[15] 中华人民共和国医药行业标准 YY0494 – 2004，牙科琼脂基水胶体印模材料．

[16] 中华人民共和国医药行业标准 YY0493 – 2004，牙科学，弹性体印模材料．

[17] 中华人民共和国医药行业标准 YY0462 – 2003，牙科石膏产品．

[18] 中华人民共和国医药行业标准 YY0463 – 2003，牙科磷酸盐铸造包埋材料．

[19] 中华人民共和国医药行业标准 YY0713 – 2009，牙科石膏结合剂铸造包埋材料．

[20] 中华人民共和国医药行业标准 YY0712 – 2009，牙科硅酸乙酯结合剂铸造包埋材料．